Philipp Baumann

Aggressive Übergriffe auf Rettungskräfte an Einsatzstellen

Analyse von und Umgang mit Gewalt
gegen Rettungskräfte in Hamburg

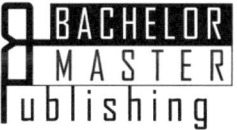

Baumann, Philipp: Aggressive Übergriffe auf Rettungskräfte an Einsatzstellen: Analyse von und Umgang mit Gewalt gegen Rettungskräfte in Hamburg. Hamburg, Bachelor + Master Publishing 2015
Originaltitel der Abschlussarbeit: Aggressive Übergriffe auf Rettungskräfte an Einsatzstellen: Analyse von und Umgang mit Gewalt gegen Rettungskräfte in Hamburg

Buch-ISBN: 978-3-95820-303-7
PDF-eBook-ISBN: 978-3-95820-803-2
Druck/Herstellung: Bachelor + Master Publishing, Hamburg, 2015
Covermotiv: © Kobes · Fotolia.com
Zugl. Hochschule für Humanwissenschaften in Berlin, Berlin, Deutschland, Bachelorarbeit, September 2014

Bibliografische Information der Deutschen Nationalbibliothek:
Die Deutsche Nationalbibliothek verzeichnet diese Publikation in der Deutschen Nationalbibliografie; detaillierte bibliografische Daten sind im Internet über http://dnb.d-nb.de abrufbar.

© Bachelor + Master Publishing, Imprint der Diplomica Verlag GmbH
Hermannstal 119k, 22119 Hamburg
http://www.diplomica-verlag.de, Hamburg 2015
Printed in Germany

I Danksagung

Danken möchte ich in erster Linie meinen beiden Begutachtern und Betreuern Herrn *BRT* Sauermann und Herrn Prof. Dr. Goersch, beide haben mich hervorragend bei meiner Bachelorarbeit betreut. Ganz besonders möchte ich mich bei Herrn Sauermann bedanken, nicht nur, dass er mir immer wieder wertvolle Hinweise gab, auch seine moralische Unterstützung und Motivation waren sehr hilfreich. Vielen Dank für die Zeit und Mühe. Außerdem gilt diese Danksagung Frau Stenner von der Staatanwaltschaft Hamburg. Ihre Recherchen haben maßgeblich dazu beigetragen, dass diese Bachelorarbeit im vollen Umfang vorliegt. Auch möchte ich mich bei dem Amtsleiter der Feuerwehr Hamburg, Herrn *OBD* Maurer für seine konstruktive Kritik und der Datenfreigabe für diese Bachelorarbeit bedanken. Mein Dank gebührt ebenfalls meinen Kollegen und Vorgesetzten der Feuerwehr Hamburg. Vielen Dank, dass ihr mir die Möglichkeit gegeben habt, neben der Dienstzeit mein Studium fortzuführen und schlussendlich erfolgreich zu beenden. Ein letzter Dank geht an meine Eltern und meine Familie, da sie während der gesamten Zeit für mich da waren und mich immer wieder motiviert haben, dieses Studium erfolgreich abzuschließen.

II Glossar

Affektive Störungen	Gruppe von psychischen Störungen wie eine Depression oder eine Manie
Aggressionsprotokoll	Meldebogen von Übergriffen der Wiener Berufsrettung
Cluster	Bündelung verschiedener Datentypen
Calltaker	Person, die Notrufe entgegen nimmt und an den Dispatcher weiterleitet
C^2- Intox	Alkoholintoxikation
Dispatcher	steuert die zur Verfügung stehenden Mittel und ist für den entsprechenden Informationsfluss zuständig
Erstangriffseinheit	qualifizierte Einsatzkräfte der Feuerwehr die in einer festgelegten Zeit die Brandbekämpfung oder die Menschenrettung einleiten
Evidenzbasiert	empirisch zusammengetragene und bewertete wissenschaftliche Erkenntnisse
Fahrzeit	Zeit von der Alarmierung durch die Rettungsleitstelle bis zum Eintreffen an der Einsatzstelle
FF-Erstversorgung	Freiwillige Feuerwehr mit der Sonderkomponente Erstversorgung (zur zeitlichen Überbrückung bis RD eintrifft)
First Responder Einheit	Gruppe für eine schnelle medizinische Hilfeleistung (zur zeitlichen Überbrückung bis RD eintrifft)

Fünf Minuten Regel	Selbstauflage der Feuerwehr Hamburg. Das Bundesland Hamburg verfügt über keine gesetzliche Hilfsfrist im RD (Christian, 1998)
Inzidenzrate	Häufigkeit von Übergriffen
Konflikt	Zusammenstoß oder Kampf (Universität Wien, 2014)
Lernfeldkonzept	Auftrennung von traditionellen Fächern, dabei werden die Fächer in Handlungssituationen eingebracht
Pretest	Bezeichnet die Durchführung einer Erhebung durch Ausprobieren vor Erhebungsbeginn
Sonstige Träger	Bundeswehr, Hilfsorganisationen oder private Anbieter die einen Rettungsdienst stellen
Reassessment	Neubewertung
Referat F035	Referat des Technik- und Logistikzentrums der Digitalfunk Feuerwehr Hamburg mit dem Schwerpunkt Digitalfunk
Repräsentative Aussage	Aussage über die Genauigkeit der Erhebung
Rettungskraft	Im Rettungsdienst eingesetzte Arbeitskraft
Rettungsleitstelle	Einrichtung des Rettungswesens, durch die die Alarmierung veranlasst werden
Wiener Berufsrettung	Rettungs- und Krankenbeförderungsdienst der Stadt Wien

III Abkürzungsverzeichnis

AGBF BUND der	Arbeitsgemeinschaft der Leiter der Berufsfeuerwehren in Bundesrepublik Deutschland
ASB	Arbeiter Samariter Bund
BIS	Behörde für Inneres und Sport
BRT	Brandrat
B-RTW	Baby-Rettungstransportwagen
C²- Intox	Alkoholintoxikation
DA	Dienstanweisung
DIN EN 1789	Rettungswagen (Mobile Intensive Care Unit)
DME	Digitaler Funkmeldeempfänger
DMO	Direct Mode Operation
DRK	Deutsches Rotes Kreuz
EK	Einsatzkräfte
EST	Einsatzstelle
FF	Freiwillige Feuerwehr
FHH	Freie und Hansestadt Hamburg
FL	Feuerwehrleiter
FL/S 41	Feuerwehrleitung/ Sicherheitsmanagement
G-RTW	Großraum-Rettungstransportwagen
HmbRDG	Hamburgisches Rettungsdienstgesetz
Hilope	Hilflose Person
HH	Hansestadt Hamburg
HRT	Handsprechfunkgerät
JUH	Johanniter Unfall Hilfe
KBF	Krankenbeförderung

KV	Körperverletzung
MHD	Malteser Hilfsdienst
NAW	Notarztwagen
NEF	Notarzteinsatzfahrzeug
NotsanG	Notfallsanitätergesetz
NRW	Nordrhein- Westfalen
OBD	Oberbranddirektor
PTBS	Posttraumatische Belastungsstörung
RD	Rettungsdienst
RLS	Rettungsleitstelle Hamburg
RTH	Rettungshubschrauber
RTW	Rettungstransportwagen
StGB	Strafgesetzbuch
TMO	Trunked Mode Operation

IV Abbildungsverzeichnis

„Wer eigentlich ausrückt um Leben zu retten,

wird plötzlich zur Zielscheibe von Gewalt".

(Alexander Auer, Autor)

Inhaltsverzeichnis

1 Einleitung

Seit einigen Jahren wird subjektiv ein Anstieg von aggressiven Übergriffen deutschlandweit auf Rettungskräfte an Einsatzstellen und damit auch auf Mitarbeiter der Feuerwehr Hamburg vermutet. Nach Aussage des Sicherheitsmanagements der Feuerwehr Hamburg haben sich die gemeldeten Übergriffe innerhalb eines Jahres von 15 Übergriffen auf 39 Übergriffe mehr als verdoppelt (vgl. Feuerwehr Hamburg-FL/S 41, 2009 u. 2010).

Die Berichterstattung vieler Medien zum Thema Gewalt gegen Rettungskräfte rückten das Phänomen der Gewalt gegen Rettungskräfte in den Fokus der Öffentlichkeit, was einen Anstieg dieser Problematik vermuten lässt (Anhang C). Die nachfolgende Bachelorarbeit beschäftigt sich mit dieser Thematik, um das tatsächliche Ausmaß von aggressiven Übergriffen auf Rettungskräfte an Einsatzstellen der Feuerwehr Hamburg, zu ermitteln. Gegliedert ist die Ausarbeitung in neun Abschnitte. Zuerst wird die Organisation der Feuerwehr Hamburg, insbesondere die Aufgabe und Aufstellung des Rettungsdienstes, beschrieben. Nachfolgend wird der bisherige Forschungsstand zu dem Thema *Gewalt und aggressive Übergriffe gegen Rettungskräfte an Einsatzstellen*" ermittelt. Im Fokus dieser Arbeit steht dabei die Dokumentenanalyse und die Auswertung der *Dienstanweisung (DA) 04-7 Anhang 3: Meldebögen Übergriffe/ Gewalt gegen Mitarbeiter während des Dienstes* (Anhang D) von den bisher dokumentierten Übergriffen auf die Rettungskräfte der Feuerwehr Hamburg der letzten drei Jahre (2011-2013). Bewertet wurden die daraus gewonnenen Erkenntnisse aus den Tätermerkmalen, der Tatzeit und den Kategorien der Übergriffe, diese stellen eine wichtige Grundlage dieser Arbeit dar. Anschließend werden die Folgen für die Rettungskräfte näher erörtert. Dabei wird insbesondere der Vergleich zu anderen Studien in diesem Themenfeld hergestellt und überprüft, ob diese auf ähnliche Mechanismen schließen lassen. Im siebten Kapitel der Bachelorarbeit wird dann der Umgang mit aggressiven Übergriffen gegen Hamburger Rettungskräfte unter Berücksichtigung der Ergebnisse in Bezug auf die Fragestellungen beschrieben. Die Ergebnisse wurden auf mögliche zukünftige Präventionsmaßnahmen durch die Bewertung von Konflikteinsätzen innerhalb der Feuerwehr Hamburg aufgezeigt und diskutiert. Abschließend wird ein Fazit in Bezug auf die Fragestellung gezogen.

1.1 Motivation

Die Motivationsgrundlage der vorliegenden Arbeit bildet insbesondere die berufliche Tätigkeit des Autors als Feuerwehrbeamter und Praxisanleiter im Rettungsdienst auf einer der „Brennpunktwachen" der Berufsfeuerwehr Hamburg und der damit verbundenen Arbeit im Einsatzdienst, sowie die Gastdozententätigkeit an der Feuerwehrakademie Hamburg. Ebenso persönliche Erfahrungen aus Konflikteinsätzen, in denen es sowohl zu Beleidigungen als auch zu Bedrohungen mit Stich- und Schusswaffen, bis hin zur körperlichen Gewalt von Personen kam. Diese Vorkommnisse haben letztendlich die Frage nach möglichen präventiven Handlungsabläufen bei aggressiven Übergriffen an Einsatzstellen innerhalb der Feuerwehr Hamburg aufgeworfen. Im Rahmen dieser Bachelorarbeit des Studienganges *Emergency Practitioner* (Nationaler und internationaler Bevölkerungsschutz) sollen diese näher untersucht und beschrieben werden.

1.2 Fragestellung

Im Sommer letzten Jahres wurde eine Projektarbeit des Autors zu der Thematik „Gewalt gegen Rettungskräfte" gefertigt, in der zwei Studien Schmidt (2012) und Auer (2009) miteinander verglichen und diese Anhand der Einwohnerzahlen auf die Stadt Hamburg übertragen wurden. In der Bachelorarbeit sollen nun folgende weiterführende Fragestellungen dazu bearbeitet werden:

- *Belegen die Übergriffe gegen Hamburger Rettungskräfte identische Ergebnisse zu anderen Studien in diesem Themenfeld, die auf ähnliche Mechanismen schließen lassen?*
- *Falls ja: Wie könnte der Umgang mit Gewalt gegen Hamburger Rettungskräfte unter Berücksichtigung der Ergebnisse in Zukunft erfolgen?*

Ziel der Bachelorarbeit ist es, eine Analyse zur Gewalt gegen Rettungskräfte der Feuerwehr Hamburg durchzuführen und den zukünftigen, möglichen Umgang mit aggressiven Übergriffen an Einsatzstellen einhergehend mit den gesicherten Ergebnissen in Bezug auf die Studien von Schmidt (2012) und Auer (2009) darzustellen.

1.3 Methodisches Vorgehen

Die nachfolgende Bachelorarbeit ist in vier Hauptteile gegliedert. Im ersten Teil der Bachelorarbeit wurde dabei zumeist die Recherche aus schon vorhandener Literatur genutzt. Ermittelt wurde zunächst der aktuelle Forschungsstand zum Thema *„Gewalt und aggressive Übergriffe gegen Rettungskräfte"*. Hierbei erwiesen sich die Studien von Schmidt (2012) als Abschlussbericht *„Gewalt gegen Rettungskräfte"* der Ruhr-Universität Bochum und die Studie von Auer (2009) *„Aggressive Übergriffe auf Rettungsdienstmitarbeiter"* als sinnvolle und geeignete Quellen. Im zweiten Teil der Bachelorarbeit wurde eine Dokumentenanalyse der *Meldebögen* der dokumentierten Übergriffe auf Rettungskräfte (Anhang D) innerhalb der Feuerwehr Hamburg analysiert und mit den anderen Studien verglichen. Der dritte Teil der Bachelorarbeit stellt mögliche zukünftige präventive Maßnahmen aus Konflikteinsätzen der Feuerwehr Hamburg dar und bewertet sie abschließend. Dabei spielten die beiden Quellen *„Eigensicherung im Rettungsdienst"* von Friedrich et al. (2006) und *„Gewalt im* Rettungsdienst" von Blättler (2013) eine wichtige Grundlage. Im vierten und letzten Teil dieser Arbeit wurden die Ergebnisse mit Vorschlägen zur Erweiterung, unter anderem für die Betriebsanweisung *Gewalt gegen Angehörige der Feuerwehr* (Anhang E), diskutiert. Zur weiteren Beantwortung der Fragestellungen wurden verschiedene Artikel aus Fachzeitschriften und dem Internet genutzt.

2 Organisation der Feuerwehr Hamburg

Der Träger der Feuerwehr ist die Stadt Hamburg. Die Feuerwehr Hamburg ist ein Teil der Behörde für Inneres und Sport (*BIS*). Nach dem Grundsatz ist die Feuerwehr für den Brandschutz, die technische Hilfeleistung, den Umweltschutz und für den Rettungsdienst in der *FHH* verantwortlich. Außerdem wirkt die Feuerwehr Hamburg im Katastrophenschutz mit, zum Beispiel im Bereich der Deichverteidigung. Des Weiteren erfüllt sie besondere Aufgaben wie die Kampfmittelbeseitigung und Luftbildauswertungen von Bombenabwürfen aus dem Weltkrieg (Feuerwehr Hamburg, 2014).

Hamburg verfügt derzeit über 17 Feuer- und Rettungswachen und einer Technik- und Umweltwache. Zudem über 32 reine Rettungswachen die im Stadtgebiet so verteilt sind, dass die erforderliche *Fahrzeit* von fünf Minuten *(sog. 5 Minuten Regel)* nach der Alarmierung durch die *RLS* bis zum Eintreffen an der Einsatzstelle für den Rettungsdienst (vgl. Feuerwehrakademie Hamburg, PPT; S. 14) machbar ist.

Im Brandschutz wird seit Februar 2014 die Empfehlung des Schutzziels „*standarisiertes Schadensereignis Kritischer Wohnungsbrand*" gemäß *AGBF Bund* umgesetzt (vgl. Strategiepapier, 2012; S. 731).

Diese fordert ein Eintreffen einer *Erstangriffseinheit* mit zehn Funktionen (qualifizierte Einsatzkräfte der Feuerwehr) innerhalb von acht Minuten nach der Alarmierung durch die *RLS* (1. Hilfsfrist). Eine *Unterstützungseinheit* soll innerhalb der von 14,5 Minuten (2. Hilfsfrist) mit weiteren sechs Funktionen an der Einsatzstelle eintreffen, um diese bei der Menschenrettung, zur Brandbekämpfung, zur Entrauchung sowie zur Eigensicherung der Einsatzkräfte, zu unterstützen (vgl. Forplan 2014).

Weitere 87 Standorte gehören zu den Freiwilligen Feuerwehren in Hamburg. Diese sind in Teilbereichen nicht nur für den Brandschutz, den Umweltschutz und für die Technische Hilfeleistung verantwortlich, sondern werden zusätzlich in einigen Gebieten, besonders dort wo die erforderliche Hilfsfrist durch den Rettungsdienst nicht erreicht werden kann, auch als *Frist Responder-Einheit* (FF-Erstversorgung) mitalarmiert um eine Überbrückung bis zum Eintreffen des Rettungsdienstes zu gewährleisten (Abbildung 1).

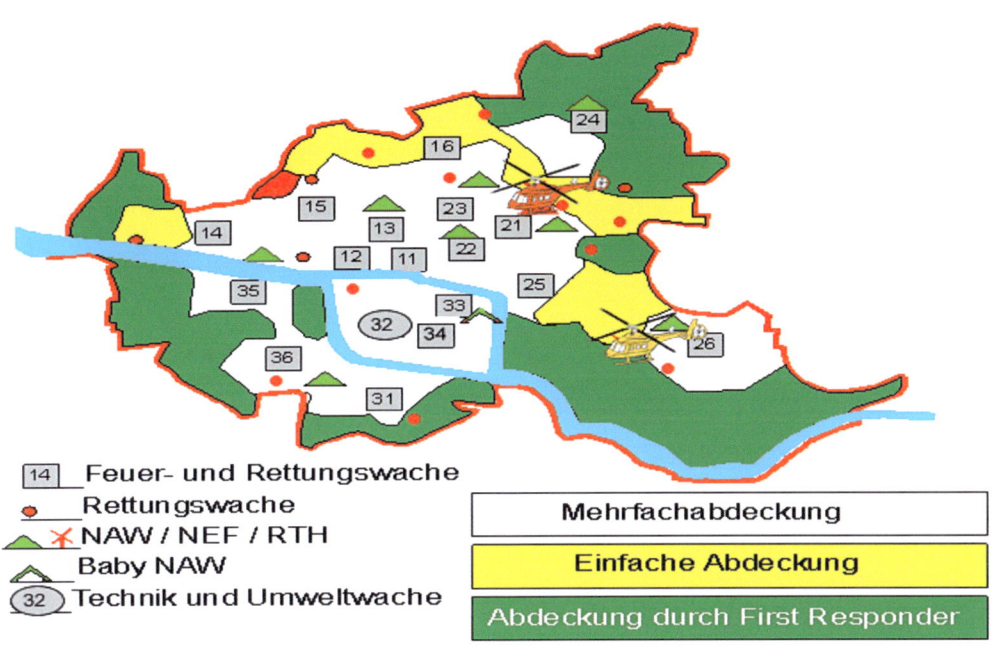

Abbildung 1: Graphische Übersichtsdarstellung der Feuer- und Rettungswachen, Standorte mit weiteren Rettungsmitteln und Qualität der RD-Abdeckung des Stadtgebietes in Hamburg (Feuerwehrakademie Hamburg, 2011; S. 16)

2.1 Personal der Feuerwehr Hamburg

Nach dem Jahresbericht der Feuerwehr Hamburg aus 2013 sind insgesamt 2.142 Mitarbeiter/ -innen im Einsatzdienst der Feuerwehr tätig. Die Mitarbeiter/ -innen arbeiten in verschiedenen Laufbahnen und Ämtern der Feuerwehr Hamburg, wozu auch die Rettungsleitstelle (*RLS*) zählt. Etwa 1.727 Feuerwehrbeamte/ -innen sind im mittleren feuerwehrtechnischen Einsatzdienst tätig und nehmen damit regelhaft am Rettungsdienst der Stadt Hamburg teil. Die Freiwillige Feuerwehr verfügt über eine Gesamtstärke von 2.488 Frauen und Männern, die sich ebenfalls in Einsatzkräfte und Führungskräften unterteilen (vgl. Feuerwehr Hamburg, 2013; S. 6 ff.).

2.2 Rettungsdienst der Feuerwehr Hamburg

Der Träger des Rettungsdienstes ist die Stadt Hamburg. Beauftragt mit der Ausführung ist die Behörde für Inneres und Sport (*BIS*), die für den gesamten öffentlichen Rettungsdienst der Stadt Hamburg verantwortlich ist. Krankenbeförderungen *(KBF)* wurden durch die Feuerwehr an die Hilfs-organisationen und private Anbieter vergeben. Somit liegt die Aufgabe der Feuerwehr Hamburg in der Notfallrettung. Die Notfallrettung wird durch die Feuerwehr Hamburg an allen Tagen im Jahr sichergestellt (Hamburgisches Rettungsdienstgesetz, 1992). Derzeit hält die Feuerwehr Hamburg täglich 45 Rettungswagen in 24 Stunden vor, zudem eine Tagesverstärkung von 14 Rettungswagen, die im Tagesdienst von 07:00 Uhr bis 19:00 Uhr besetzt werden. Durch die Feuerwehr Hamburg werden zudem im gesamten Stadtgebiet acht Notarzteinsatzfahrzeuge *(NEF)* besetzt. Weitere fünf Notärzte stehen durch drei Notarztwagen *(NAW)* und zwei Rettungshubschrauber *(RTW)* für die Notfallrettung der Stadt Hamburg durch *sonstige Träger* zur Verfügung (vgl. Feuerwehr Hamburg, 2013; S. 6).

2013 wurden 249.072 Rettungsdiensteinsätze durch die Feuerwehr disponiert. Davon wurden im letzten Jahr 220.377 Notfalleinsätze durch den Rettungsdienst der Feuerwehr abgearbeitet. Dies macht etwa 80 Prozent der gesamten Einsätze innerhalb der Feuerwehr Hamburg aus. Die Rettungsmittel der Feuerwehr Hamburg (*RTW, NEF, B-RTW und G-RTW*) sind mindestens nach *DIN EN 1789 Typ B* ausgestattet (vgl. Feuerwehr Hamburg, 2013; S. 12).

Nach dem Hamburgischen Rettungsdienstgesetz von 1992 müssen die Rettungswagen mit mindestens einem Rettungssanitäter als Fahrer und einem Rettungsassistenten als Transportführer besetzt sein. Derzeit findet eine Novellierung des *HmbRDG* statt. Grundlage ist unter anderem die Einführung des Notfallsanitätergesetzes (*NotsanG*) im Januar 2014 und die Einführung einer gesetzlich geregelten Hilfsfrist.

3 Bisheriger Forschungsstand zur Gewalt gegen Rettungskräfte

Subjektiv haben die gewalttätigen Übergriffe auf Rettungskräfte in den letzten Jahren zugenommen. Dies lässt sich aus der immer stärker werden Medienpräsenz des Themas ableiten (Anhang C).

Allerdings ist der bisherige Forschungsstand zur Thematik und dem Umgang mit Gewalt gegen Rettungskräfte in der Bundesrepublik bisher noch weitestgehend unerforscht und die verlässliche Datenlage zurzeit noch sehr gering. Im November 2013 schrieb der Arbeitskreis Rettungsdienst der *AGBF Bund* zur Gewalt gegen Rettungskräfte, *„dass die Studienlage zur Qualität und Häufigkeit zur Gewalt gegen die Rettungskräfte noch sehr dünn ist,"* so liegt die Häufigkeit in Wien unter 0,08 Prozent, deutsche Erhebungen dagegen liefern hauptsächlich Erkenntnisse zur Qualität von Gewalt (vgl. AGBF Bund, 2013; S. 1).

Nachfolgend werden die Studien von Schmidt (2012) und Auer (2009), die sich mit der Thematik der Gewalt gegen Rettungskräfte beschäftigten, für verlässlich und geeignet erklärt. Schmidt untersuchte gewalttätige Übergriffe auf Rettungskräfte in Nordrhein-Westfalen innerhalb eines Zeitraumes von zwölf Monaten. Die Evaluierung zeigte, dass 98 Prozent der Rettungskräfte in *NRW* bereits Gewalt im Einsatz widerfahren ist. Schmidt (2012, S. 14) beschreibt den oder die Täter, die Gewalt gegen die Rettungskräfte ausüben, als zumeist männlich in einer Altersspanne zwischen 20 und 40 Jahren (Schmidt, 2012; S. 14).

In 40 Prozent der Taten standen der oder die Täter unter Alkohol- oder Drogeneinfluss. In 52 Prozent der Fälle kam es während der Therapie/ Diagnose zu einem Übergriff. Somit vermutet Schmidt (2012; S. 1), dass es sich um ein aggressives Abwehrverhalten handelt und nicht um einen gezielten Angriff. Das Ergebnis der Studie von Schmidt (2012) deckt sich mit den Ergebnissen von Auer (2009), der seine Untersuchungen bei der *Wiener Berufsrettung* in dem Zeitraum von Januar 2006 bis Dezember 2007 durchgeführt hat. In diesem Zeitraum haben 80,3 Prozent der Wiener Rettungskräfte Erfahrungen mit aggressiven Übergriffen gemacht. Der „typische" Täter, der Gewalt gegen die Rettungskräfte ausübt, so Auer (2009; S. 96), ist als männlich in einem Alter zwischen 21 und 40 Jahren einzustufen und steht während der Ausübung eines aggressiven Übergriffes unter Alkoholeinfluss oder hat, bei den 31 bis 40 jährigen, eine psychische Vorerkrankung. Auer (2009) führt zudem an, dass es in seiner Studie eine hohe Dunkelziffer von nicht gemeldeten Übergriffen der Rettungskräfte gibt und geht von einer niedrigen *Inzidenzrate* aus, die im Verlauf dieser Arbeit noch näher beschrieben wird.

3.1 Juristische Definition von Gewalt

Im juristischen Sinn wird bei der Definition von Gewalt zwischen der verbalen und der körperlichen Gewalt unterschieden. Dabei wird die verbale Gewalt als angedrohte Gewalt anhand von einer Beleidigung oder Beschimpfung nach dem Strafgesetz verstanden. Hierzu zählt auch das Anspucken der Rettungskräfte, *„da hier nur ein kurzeitiger Ekel empfunden und das körperliche Wohlbefinden nicht beeinträchtigt wird"* (Strafgesetzbuch, 2013; § 185).
In aller Regel werden die eingeleiteten Verfahren gegen die Täter als Bagatelle eingestuft und als Beleidigung nach dem Paragraphen 185 verhandelt (vgl. Schmidt, 2012; S. 8).
Die körperliche Gewalt (auch gegen Rettungskräfte) ist im Paragraphen 223 des *StGB* beschrieben. Hier heißt es, *„wer eine andere Person körperlich misshandelt oder an der Gesundheit schädigt [...]"*, begeht eine Körperverletzung (Strafgesetzbuch, 2013; § 223).

3.2 Rechtliche Ausweitung durch Zunahme von Übergriffen gegen Rettungskräfte

Durch die Zunahme von Übergriffen auf Rettungskräfte reagierte auch der Gesetzgeber und weitete im November 2011 den Paragraphen 114 im Strafgesetz aus. Bisher wurden nur Beamte und im Auftrag des Staates tätige Personen im Paragraphen 113 StGB „Widerstand gegen Vollstreckungsbeamte" erfasst. Bei Übergriffen gegen Rettungskräfte kam nur das *„Grundrecht auf körperliche Unversehrtheit"* in Artikel 2 Abs. 2 des Grundgesetzes in Betracht. In der überarbeiteten Fassung des Paragraphen 114 *„Widerstand gegen Personen, die Voll-*

streckungsbeamten gleich stehen" des Strafgesetzbuches Absatz 3 heißt es, bestraft wird auch *„wer bei Unglücksfällen oder gemeiner Gefahr oder Not Hilfe-leistende der Feuerwehr, des Katastrophenschutzes oder eines Rettungs-dienstes durch Gewalt oder durch Drohung mit Gewalt behindert oder sie dabei tätlich angreift"* (Strafgesetzbuch, 2013; § 113 u. § 114).

So werden auch Rettungsdienstmitarbeiter, Feuerwehrleute und im Katastro-phenschutz tätige Personen, die Vollstreckungsbeamten gleichstehen, über das bisherige Maß hinaus geschützt. Schmidt (2012; S. 46) hingegen zweifelt diese rechtliche Ausweitung und Verschärfung des Paragraphen 113 im Strafgesetz-buch stark an, da *„die Behauptung Menschen würden durch eine höhere Straf-androhung von solchen Taten abgehalten"* unsinnig sei.

4 Erstellung des Untersuchungsdesign

Nach dem Erhalt der Meldebögen und den dazugehörigen Übergriffsanalysen durch das Sicherheitsmanagement der Feuerwehr Hamburg (FL/S 41) wurden die resultierenden Daten in eine Excel-Tabelle übertragen und anschließend statistisch ausgewertet. Fehlende Daten wurden durch Sichtung der einzelnen Meldebögen, sofern diese vorhanden waren, ergänzt und Fehleinträge wurden bereinigt.

4.1 Pre-Test

Bei den Pre-Tests die im Mai 2014 erfolgten, wurde eine Vorabsichtung der bestehenden Übergriffsanalysen der letzten Jahre durchgeführt. Die Sichtung ergab, dass die Meldebögen, welche in der Dienstanweisung 04-7 im Anhang 3: *Übergriffe/ Gewalt gegen Mitarbeiter während des Dienstes* zu finden sind, seit Anfang 2009 durch das Sicherheitsmanagement der Feuerwehr Hamburg geführt wurden. Auffallend war, dass die Übergriffsanalysen in den ersten Jahren nur lückenhaft und nicht kontinuierlich geführt wurden, so dass in vielen Fällen das Alter der Täter oder auch die Uhrzeit des Übergriffes nicht benannt waren.

4.2 Qualität und Anzahl der gewonnen Ergebnisse

Um eine möglichst hohe und *repräsentative Aussage* zu gewährleisten, wurden nachfolgend 117 gemeldete Übergriffe der Meldebögen in der *Dienstanweisung 04-7 Anhang 3: Meldebögen Übergriffe/ Gewalt gegen Mitarbeiter während des Dienstes* aus den letzten drei Jahren (2011-2013) analysiert und zusammengefasst. Die Auswertung der Meldebögen bezieht sich bei der nachfolgenden Auswertung ausschließlich auf die Einsätze der Feuerwehr Hamburg. In der Auswertung werden keine Übergriffe gegenüber anderen im Rettungsdienst tätigen Personen von Organisationen wie zum Bespiel der Bundeswehr, den Hilfsorganisationen (*ASB, DRK, JUH, MHD*) oder von privaten Rettungsdienstanbietern die in Hamburg in die Notfallrettung mit eingebunden sind, benannt. Durch die lückenhafte Dokumentation wurden die dokumentierten Erhebungen aus den Meldebögen der *DA 04-7* in den Jahren 2009 und 2010 nicht ausgewertet, da hierdurch möglicherweise das Ergebnis verfälscht werden würde.

4.3 Darstellung des Meldebogens

Der Meldebogen in der Dienstanweisung (*DA*) *04-7 Anhang 3: Meldebögen Übergriffe/ Gewalt gegen Mitarbeiter während des Dienstes* (Anhang D) ist in mehrere Abschnitte unterteilt und wird in diesem Abschnitt ausgewertet und analysiert. Dabei wird der Mitarbeiter im ersten Abschnitt nach dem Ort des Geschehens, dem Datum und der Uhrzeit des Übergriffes gefragt. Zudem macht er persönliche Angaben zum eigenen Namen, seiner Dienststelle und nennt sein Geburtsdatum. Nachfolgend erfolgt die Kategorisierung des Übergriffes (nur die höchste Nennung). Diese ist in angedrohte Gewalt wie Beleidigung oder Bedrohung mittels Worten oder Gegenständen und in körperliche Gewalt gegen Personen mit Waffen oder Gegenständen unterteilt. Im Anschluss an die Übergriffskategorisierung wird dem Mitarbeiter noch kurz die Gelegenheit gegeben den Übergriff in kurzen Stichworten zu schildern. Im letzten Teil des Meldebogens wird gefragt ob diese Art von Übergriffen schon öfters passierte und ob es bestimmte Umstände gab die zu diesem Vorfall führten. Abschließend ist in dem Meldebogen die Frage nach einer Beratung oder Unterstützung für den betroffenen Mitarbeiter aufgeführt.

5 Datenanalyse und Auswertung der Meldebögen

Die nachfolgende Datenanalyse der Meldebögen orientiert sich an den Aussagen der Studien von Auer (2009) und Schmidt (2012). In deren Studien wurden verschiedene Messparameter für einen „typischen" Täter der Übergriffe auf Rettungskräfte ausübt festgestellt. Um festzustellen, ob es einen „typischen" Täter gibt, der den Rettungskräften auch in Hamburg aggressiv entgegnet, wird die nachfolgende Analyse der Daten in drei Teile gegliedert und operationalisiert. Teil A befasst sich mit den Tätermerkmalen. Im Teil B wird der Einsatztag und die Uhrzeit, im Teil C die Kategorie der Übergriffe analysiert und im letzten Teil D werden die Folgen für die Rettungskräfte beschrieben. Als Grundlage für die Berechnungen dieser Arbeit galt die absolute Zahl der gemeldeten Übergriffe (N=117). Diese absoluten Werte entsprechen bei einer prozentualen Verteilung 100%.

5.1 Teil A Tätermerkmale

Bei den Tätermerkmalen wurde nachfolgend in das Alter und das Geschlecht unterteilt, sowie die Unterteilung zwischen Patient/ nicht Patient (Angehörige, Schaulustige oder andere Aggressoren) gewählt. Des Weiteren wurde unterschieden, ob sich der Täter während der Ausübung von Gewalt unter Einfluss von Alkohol oder anderen Substanzen befunden hat oder ob dies während der Ausübung von Gewalt keine Rolle spielte.

5.1.1 Alter der Täter

Wie aus der Abbildung 2 hervorgeht, wurde bei der Analyse des dokumentierten Alters dieses in sieben Bereiche *geclustert*. Dabei waren in 38,3 Prozent der Übergriffe auf Rettungskräfte der Feuerwehr Hamburg die Täter zwischen 20 und 39 Jahre alt, was sich mit den Ergebnissen von Auer (2009) und Schmidt (2012) deckt. Übergriffe von unter 20 jährigen und über 60 jährigen spielten

keine Rolle. Auffällig in den Meldebögen war die Angabe zum Alter „Unbe-
kannt".

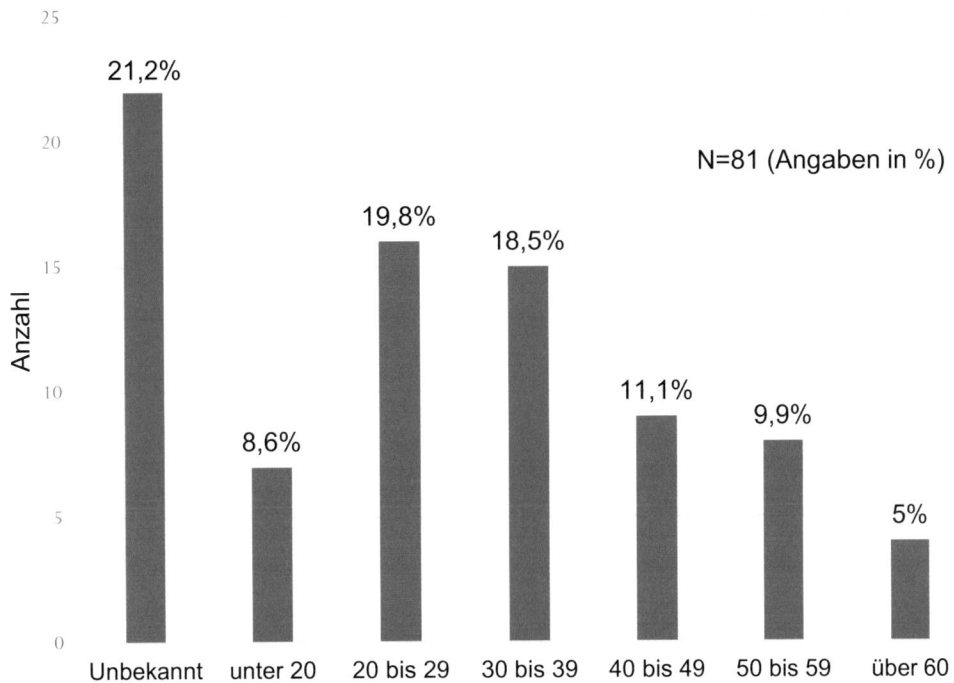

Abbildung 2: Alter der Täter in Cluster gefasst

5.1.2 Geschlecht

In den letzten drei Jahren (2011- 2013) war der Täter in 83,1 Prozent (Abbildung 3) der gemeldeten Übergriffe männlich. In etwa 12,3 Prozent konnte bei der Tat eine weibliche Person ausgemacht werden. In 4,6 Prozent der Fälle wurde in diesem Feld keine Angabe gemacht.

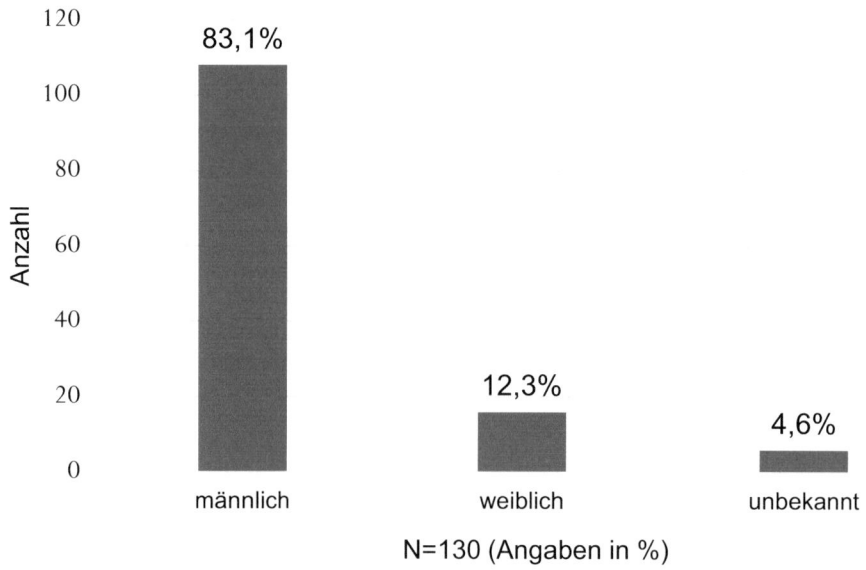

Abbildung 3: Geschlecht der Täter

5.1.3 Patient/ Nicht Patient

Einen Zusammenhang aller Übergriffe die von dem Patienten ausgingen, ließen sich in 64,1 Prozent der gemeldeten Übergriffe ausmachen. In 31,6 Prozent waren Angehörige, Passanten oder andere Personen die Täter. Diese Auswertung (Abbildung 4) deckt sich mit der von Schmidt (2012, S. 14). In ihrer Studie waren in etwa 70 Prozent der Übergriffe die Täter auch gleichzeitig die Patienten.

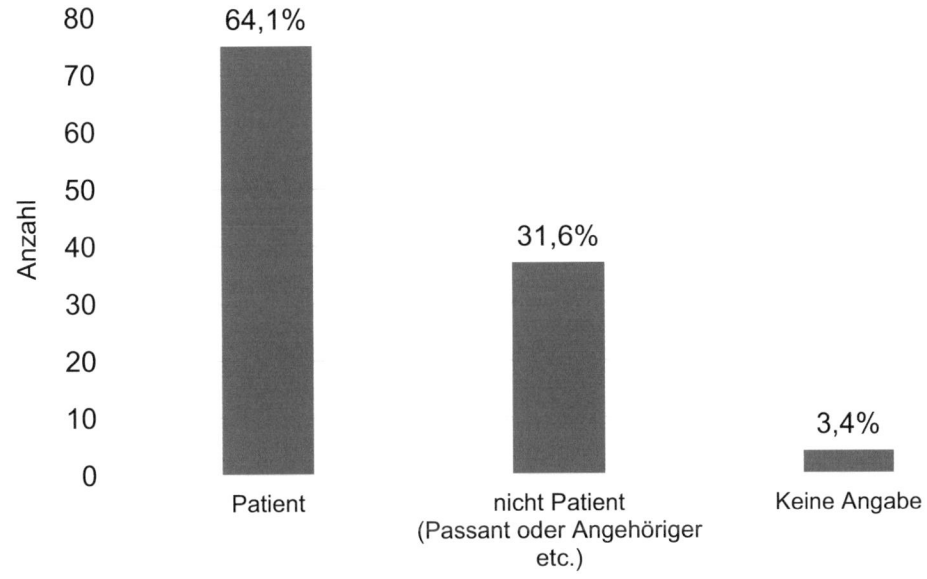

Abbildung 4: Patient/ Nicht Patient

5.1.4 Alkohol, Drogen oder psychische Erkrankung während der Tat

In Abbildung 5 wird deutlich, dass in einer Vielzahl der gemeldeten Übergriffe keine Angaben darüber gemacht wurden, ob die aggressiven Personen unter dem Einfluss von Alkohol oder Drogen standen. Dies lässt die Vermutung zu, dass die Dunkelziffer der Übergriffe die unter Alkohol- oder Drogeneinfluss, oder während einer psychischen Erkrankung (*affektive Störungen)* stattfanden, weitaus höher liegen muss. In 27,6 Prozent wurde der Einfluss von Alkohol oder Drogen dokumentiert. Schmidt (2012; S. 17) konnte sogar in 40 Prozent der Übergriffe den Einfluss von Alkohol, Drogen oder Medikamenten feststellen.

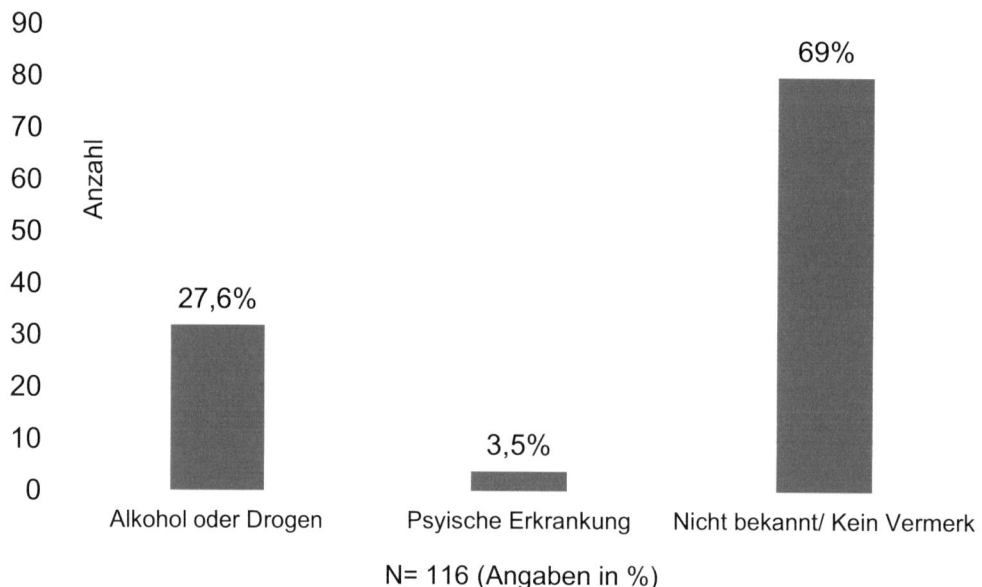

Abbildung 5: Intoxikation von bewusstseinsverändernden/ eintrübenden Substanzen oder psychische Erkrankungen

5.2 Teil B Zeitpunkt der Übergriffe

Eine weitere wichtige Grundlage der Datenanalyse stellt der Einsatztag und die Einsatzuhrzeit des aggressiven Übergriffes auf die Rettungskräfte dar. Die Erkenntnisse aus der Auswertung werden im siebten Teil näher erörtert.

5.2.1 Einsatztag des Übergriffes

Auer (2009, S. 63) berichtet über einen Anstieg von Übergriffen bei der *Wiener Berufsrettung* gerade an Wochenenden, in der Nacht von Samstag auf Sonntag. In den Auswertungen dieser Studie ließen sich ähnliche Erkenntnisse ausmachen. So konnte in dem untersuchten Zeitraum vom 01.01.2011 bis zum 31.12.2013, wie man der Abbildung 6 entnehmen kann, auch in Hamburg ein Anstieg am Wochenende festgestellt werden. Zudem fand eine Vielzahl der Übergriffe in Hamburg an einem Donnerstagabend statt.

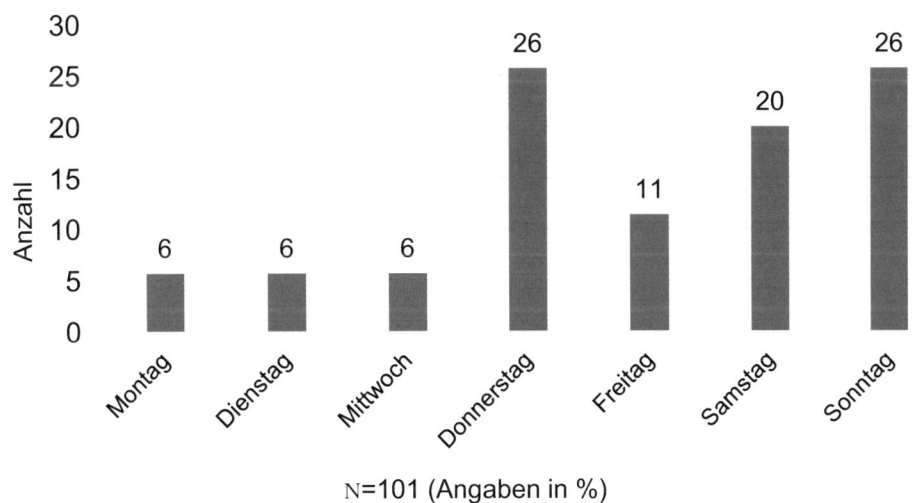

N=101 (Angaben in %)

Abbildung 6: Wochentag des Übergriffes

5.2.2 Einsatzuhrzeit des Übergriffes

Was sicherlich nicht überrascht ist die Erkenntnis, dass es wesentlich häufiger in den Abendstunden zwischen 18:00 Uhr und 23:00 Uhr zu Übergriffen kommt als am Tage. Allerdings hätte man eher erwartet, dass es vermehrt in der Nacht (0:00 Uhr bis 05:00 Uhr) zu Übergriffen kommt, als in den Abendstunden. Bei den Analysen fiel auf, dass es mehrfach zu Übergriffen in den Morgenstunden, zwischen 06:00 Uhr und 12:00 Uhr, als Übergriffe nachts zwischen 00:00 Uhr und 05:00 Uhr kam. Auch Auer (2009, S. 62) fand heraus, dass die Anzahl der Übergriffe zwischen 20:00 Uhr und 00:00 Uhr das Maximum erreichen, so dass sich die Ergebnisse dieser Studie mit denen von Auer decken.

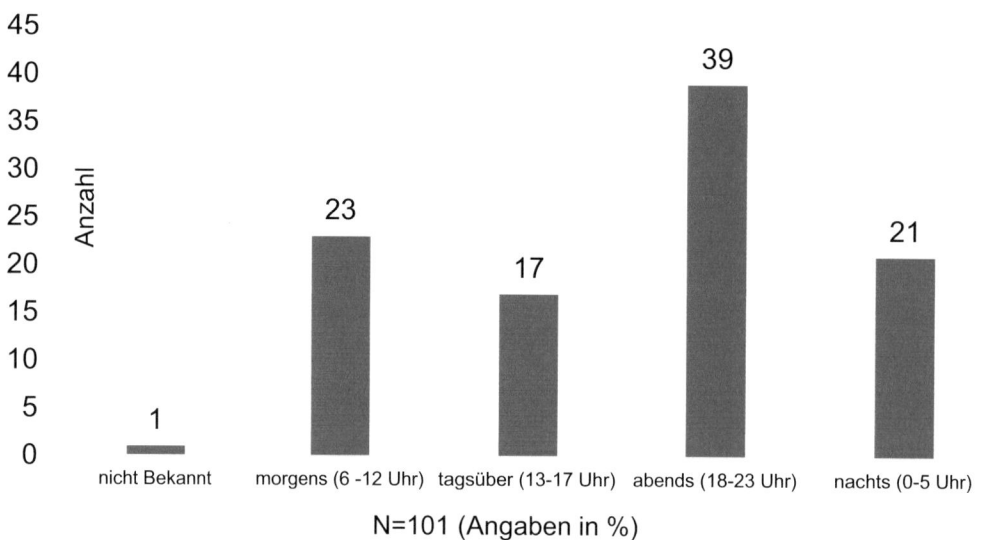

Abbildung 7: Uhrzeit (geclustert) des Übergriffes auf die Rettungskräfte

5.3 Teil C Übergriffskategorien

In diesem Kapitel werden die verschiedenen Kategorien der Übergriffe beschrieben. Dabei wird nach einem Übergriff mit unterschiedlichen Gewalttaten jeweils nur die höchste (stärkste) Gewaltkategorie auf den Meldebögen vermerkt. Unterteilt sind die Übergriffskategorien in die angedrohte- und in die körperliche Gewalt gegen die Rettungskräfte der Feuerwehr Hamburg. Zu den Unterteilungen der angedrohten Gewalt zählt unter anderem die Beschimpfung/ Beleidigung aber auch die Bedrohung mittels Gegenständen oder Waffen. Die körperliche Interaktion gegen die Rettungskräfte unterteilt sich in die körperliche Gewalt durch beispielsweise Bisse, Kratzen, Tritte oder durch Schläge und in die körperliche Gewalt mittels Gegenständen oder Waffen.

5.3.1 Angedrohte Übergriffe

Wie aus der Abbildung 8 hervorgeht, gab es in den letzten drei Jahren bei 73 gemeldeten Übergriffen eine Gewalt durch Androhung. In 27 Prozent kam es zu Beschimpfungen und in 46 Prozent der Übergriffe wurden die Rettungskräfte mittels Worten und Gesten bedroht. Eine Bedrohung mit Gegenständen oder Waffen gab es in 29,7 Prozent aller Übergriffe.

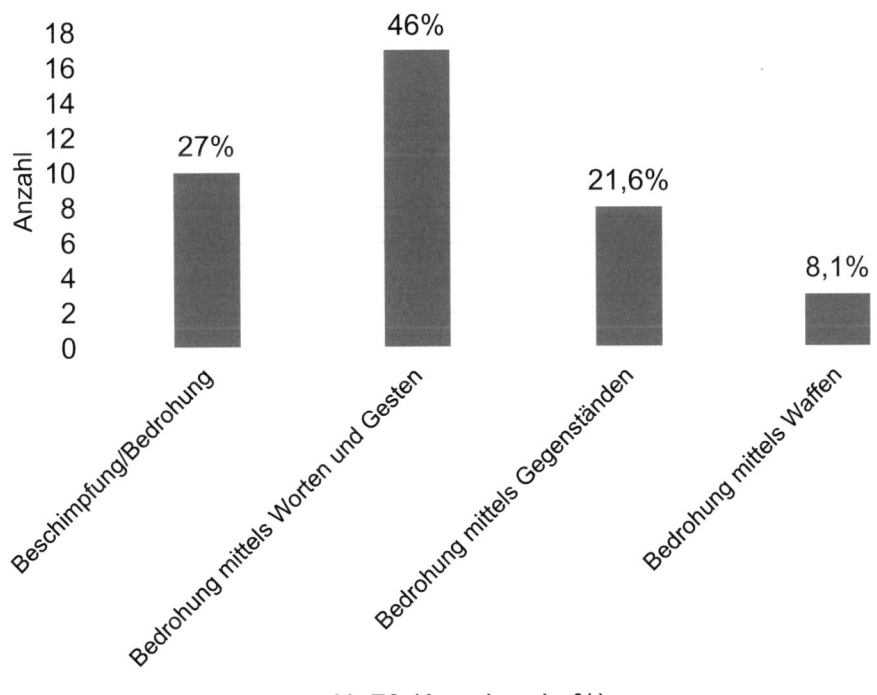

N=73 (Angaben in %)

Abbildung 8: Angedrohte Gewalt gegen Rettungskräfte

5.3.2 Körperliche Übergriffe

In dieser Kategorie ließen sich in 91,8 Prozent der Übergriffe eine körperliche Interaktion durch Bisse, Kratzen, Tritte oder Schläge feststellen. In 5,5 Prozent der Übergriffe haben die Täter mit Gegenständen agiert. In 2,7 Prozent hatte der Täter sogar eine Waffe und setzte diese gegen die Rettungskräfte ein (Abbildung 9).

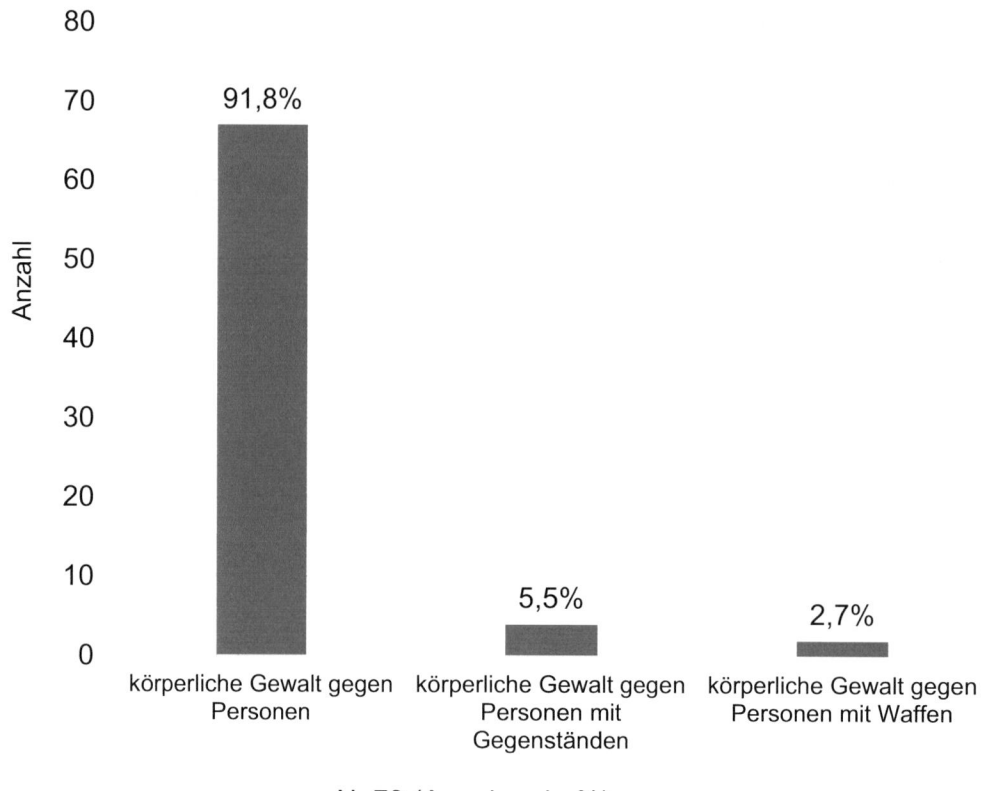

N=73 (Angaben in %)

Abbildung 9: Körperliche Gewalt gegen Rettungskräfte

5.4 Teil D Folgen für die Rettungskräfte

Die Auswertung der Meldebögen zeigte, dass in den letzten drei Jahren zwölf Mitarbeiter der Feuerwehr Hamburg vorübergehend dienstunfähig waren. Hinsichtlich der 117 gemeldeten Übergriffe machte dies 10,3 Prozent aller Rettungskräfte aus, die Verletzungen während eines Übergriffes davon getragen haben (Abbildung 10). Welche Art von Verletzungen davon getragen wurden, ist in den Meldebögen nicht dokumentiert und kann somit nicht abgeleitet werden. Bei 38,5 Prozent aller Übergriffe wurde bei der Frage nach den Folgen für die Rettungskräfte, keine Angabe gemacht (vgl. Feuerwehr Hamburg-FL/S 41, 2009-2013).

In der Studie von Schmidt (2012; S. 17) haben die Rettungskräfte in rund 8 Prozent der Übergriffe körperliche Verletzungen davon getragen. Jedoch hat keine der befragten Personen einen bleibenden Schaden zurück behalten. Nach Blättler (2013; S. 6 f.) sind die Folgen für die Rettungskräfte oftmals durch Kratzen, Beißen oder Würgen entstanden. Diese Verletzungen bergen in vielen Fällen eine hohe Infektionsgefahr. Verletzungen durch das Werfen von Gegenständen oder durch das Zustechen mit Messern oder anderen spitzen Gegenständen, sind bei körperlichen Übergriffen zwar eher selten, können aber schwerwiegende Folgen auslösen. Mögliche Spätfolgen von aggressiven Übergriffen an Einsatzstellen könnten auch posttraumatische Belastungs-störungen oder andere psychische Folgen sein, so Richter (2007, S. 79) in einer Studie über *„posttraumatische Belastungsstörung und Gewalt gegen Mitarbeiterinnen und Mitarbeiter im Gesundheitswesen"* der Fachhochschule Bern. Auch Auer (2009; S. 30) setzte sich mit den Folgen für Rettungskräfte auseinander und kam zu dem Ergebnis, dass Sanitäter und Notärzte mit wenig Erfahrung, fehlender Routine oder geringerer Ausbildung die aggressiven Übergriffe meist als schwerwiegender empfinden und eher zu einer *PTBS* neigen. Zu diesem Zeitpunkt liegen dem Autor keine weiteren *evidenzbasierte* Daten vor. Deshalb wird vermutet, dass der Sachverhalt zu Folgen und Spätfolgen noch weitestgehend unerforscht ist. Dies müsste in einer möglichen weiteren Studie näher untersucht werden.

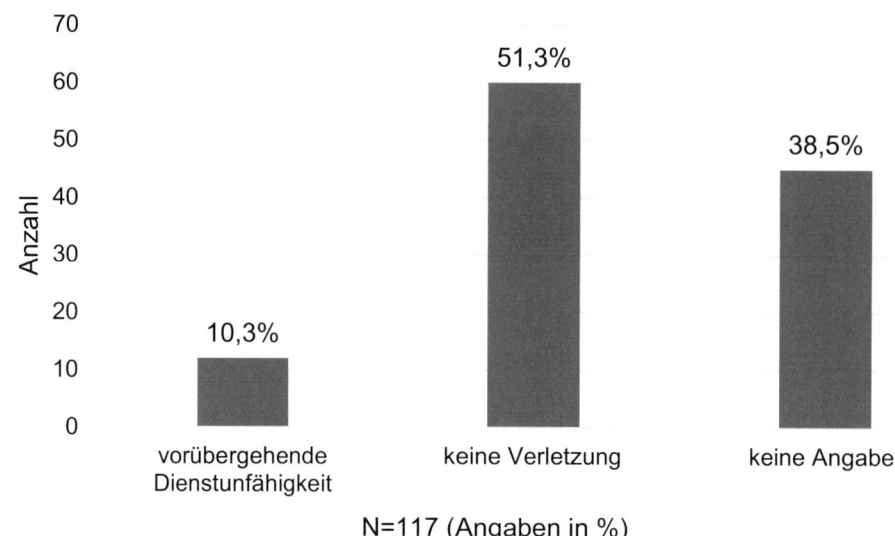

N=117 (Angaben in %)

Abbildung 10: Folgen für die Rettungskräfte nach einem Übergriffe

6 Zusammenfassende Auswertung der Analyse

Bei der Auswertung der *Meldebögen der DA 04-7 Anhang 3: Übergriffe/ Gewalt gegen Mitarbeiter während des Dienstes,* ließen sich folgende Ergebnisse nach der Dokumentenanalyse feststellen. Wie auch in der Studie von Auer (2009; S. 54 f.) und Schmidt (2012; S. 1) ist der Täter, der Gewalt gegen Rettungskräfte der Feuerwehr Hamburg ausübt, in aller Regel männlich und im Alter zwischen 20 und 39 Jahren. Täter unter 20 Jahren spielen auch in Hamburg keine große Rolle. Lediglich in 12 Prozent der Übergriffe waren Frauen die Täter. Dieses Ergebnis ist mit der Feststellung von Schmidt (2012; S. 14) identisch. Bei 38 gemeldeten Übergriffen standen die Täter unter Einfluss von Alkohol oder Drogen, eine psychische Erkrankung ließ sich bei vier Übergriffen ausmachen. Auch ist der Täter in 64 Prozent der gemeldeten Übergriffe gleichzeitig der Patient. Auer (2009; S. 62 ff.) fand heraus, dass die Aggressionen am Samstagabend, in der Nacht zu Sonntag und in dem Zeitraum von 20:00 Uhr bis 01:00 Uhr das Maximum erreichen. Diese Aussage deckt sich allerdings nicht ganz mit den Ergebnissen aus Hamburg. Hier kommt es zwar vermehrt zu Übergriffen zwischen 18:00 Uhr bis 23:00 Uhr, allerdings kommt es in 23 Prozent auch zu Übergriffen am Morgen in der Zeit von 08:00 Uhr bis 12:00 Uhr. Die meisten Übergriffe auf Hamburger Rettungskräfte ereignen sich an einem Donnerstagabend oder in der Nacht von Samstag auf Sonntag. Konträr zu den Ergebnissen von Schmidt (2012; S. 1) war allerdings die Auswertung der Kategorisierung eines Übergriffes und dabei der Unterschied zwischen der Gewalt durch Androhung und körperlichen Gewalt. So beschreibt Schmidt (2012; S. 1) in ihrer Studie, *„dass in einem erfassten Zeitraum von 12 Monaten 98% der Rettungskräfte verbale Gewalt erlebt haben [...] im gleichen Zeitraum berichten 59% der Befragten"* von einem gewalttätigen Übergriff. Die Auswertung der Meldebögen in Hamburg ergab allerdings, dass von 117 gemeldeten Übergriffen 73 Prozent körperlich angegriffen wurden und nur 37 Prozent Gewalt durch Androhung erlebt haben.

6.1 Gemeldete Übergriffe seit Einführung der Meldebögen

Seit Beginn der Einführung der Meldebögen im Jahr 2009, hat sich die Zahl der gemeldeten Übergriffe innerhalb eines Jahres mehr als verdoppelt. Zurzeit wird von 30 bis 40 Übergriffen pro Jahr auf die Rettungskräfte der Feuerwehr Hamburg ausgegangen (Abbildung 11).

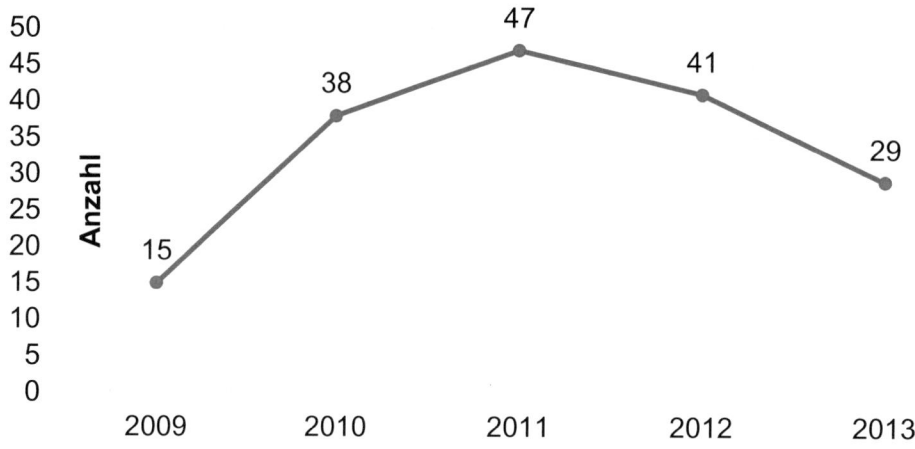

Abbildung 11: Gemeldete Übergriffe nach *DA 04-7*: Anhang 3 (2009-2013)

6.2 Mögliche Dunkelziffer und Ursachen

Konträr zu den Berichterstattungen der Medien (Anhang C) und den subjektiven Empfindungen der Rettungskräfte, spielen aggressive Übergriffe im alltäglichen Einsatzdienst sowohl auf dem Löschzug als auch im Rettungsdienst der Feuerwehr Hamburg, keine Rolle. Wie man der Abbildung 11 entnehmen kann, hat sich die Anzahl der gemeldeten Übergriffe in Hamburg 2009 zu 2010 mehr als verdoppelt. So muss davon ausgegangen werden, dass es innerhalb eines Jahres zu etwa 30 bis 40 aggressiven Übergriffen (Mittelwert=34) auf Hamburger Rettungskräfte kommt. 2013 war die Anzahl der gemeldeten Übergriffe innerhalb der Feuerwehr Hamburg sogar rückläufig (Abbildung 11). Vermutet wird, dass es in Hamburg, wie auch schon Auer (2009; S.93) bei der *Wiener Berufs-rettung* feststellte, eine hohe Dunkelziffer an nicht gemeldeten Übergriffen gibt.

Die Zahl der gemeldeten Übergriffe in Wien, gemessen auf die Gesamteinsätze innerhalb eines Jahres, liegt bei 0,08 Prozent. Auer beschreibt ein sogenanntes *Underreporting.* Er hat die Vermutung, dass weniger Ereignisse gemeldet wurden als wirklich stattfanden. Um die *Inzidenzrate* auch für Hamburg zu ermitteln, wurde der prozentuelle Anteil (N=117) in einem Untersuchungszeitraum vom 01.01.2011 bis 31.12.2013 im Schnitt von (N=135.498) allen Notfallbeförderungen durch den Rettungsdienst der Feuerwehr in den letzten drei Jahren berechnet, da fast ausschließlich Übergriffe im Rettungsdienst der Feuerwehr stattgefunden haben (vgl. Jahresbericht 2011, 2012 und 2013; S.10).

Dabei stellte sich heraus, dass die Anzahl der gemeldeten Übergriffe auf Rettungskräfte der Feuerwehr Hamburg innerhalb eines Jahres sogar nur bei 0,03 Prozent liegt, was als sehr niedrige *Inzidenzrate* erscheint. Auer (2009; S. 93) führte Gespräche mit Mitarbeitern der *Wiener Berufsrettung*, die angaben immer wieder Opfer von aggressiven Übergriffen geworden zu sein. Allerdings verneinte ein Großteil der Befragten das Ausfüllen des *Aggressionsprotokolls.* Innerhalb der Feuerwehr Hamburg könnten mögliche Gründe für eine niedrige *Inzidenzrate* unter anderem der schwierige Meldeweg für die betroffenen Mitarbeiter/ -innen sein. Der Vordruck des Meldebogens der *DA 04-7* ist nicht direkt auf der Intranetplattform der Feuerwehr Hamburg ersichtlich und umständlich zu finden. Ein weiterer Grund könnte aber auch die hohe Einsatzfrequenz des Rettungsdienstes der Feuerwehr sein. Aber auch das Einsatzgebiet der einzelnen Rettungskräfte spielt hier vermutlich eine große Rolle. So kann man gerade im Bereich des Hauptbahnhofes und des Kiezes rund um die Reeperbahn, am Abend und in der Nacht von den Rettungskräften kaum erwarten, wenn diese von Betrunkenen bespuckt und beleidigt werden und das möglicherweise mehrfach, noch den Meldebogen auszufüllen. Dies ist bedingt durch das hohe Einsatzaufkommen, was dazu führt das oftmals keine Zeit bleibt die Einsatzberichte sofort auszufüllen, da Folgeeinsätze in dieser Hauptzeit die Regel sind. Die Vermutung einer hohen Dunkelziffer könnten die Ergebnisse aus den Meldebögen bestätigen. Hier haben nur wenige Rettungskräfte den Meldebogen bei Vorkommen von verbaler Gewalt an den Einsatzstellen ausgefüllt. Dies deckt sich mit der Aussage von Heinemann (2011; S. 24), dass Übergriffe ein häufiges Problem von Großstädten darstellen, da soziale Brennpunkte gerade im Bereich von Hauptbahnhöfen, Gaststätten und Diskotheken und deren Umfeld liegen. Oft ist es gerade bei Beleidigungen ein subjektives Empfinden jedes

Einzelnen, ob man sich verbal bedroht fühlt. Der Arbeitskreis Rettungsdienst der *AGBF Bund* stellt zudem fest, dass die Studienlage im Bereich der Übergriffsforschung gegen Rettungskräfte bisher nur eine sehr dünne und geringe Datenlage aufweist (vgl. AGBF Bund, 2013).

7 Prävention durch Bewertung von Konflikteinsätzen

Im weiteren Fokus steht der Umgang mit Gewalt gegen Hamburger Rettungskräfte unter Berücksichtigung der Ergebnisse dieser Arbeit. So stellt die zu-
sammenfassende Betrachtung der Übergriffe auf die Rettungskräfte der Feuerwehr Hamburg, bei der gegebenen *Inzidenzrate* von 0,03 Prozent gemessen
auf die Gesamteinsätze im Jahr, nicht den Alltag der Rettungskräfte dar. Den-
noch sollte bei gewissen Alarmierungsstichworten mit besonderer Vorsicht ge-
handelt werden. Nachfolgend wird in diesem Abschnitt zum einem die Abschätzung von möglichen Konflikteinsätzen durch die Rettungsleitstelle, zum anderen
die Ausweitung des *Lernfeldes* im Umgang mit Konfliktsituationen in der Aus-
und Fortbildung von Rettungskräften beschrieben.

7.1 Abschätzung von möglichen Übergriffen durch die Rettungsleitstelle

Jeder Einsatz der Feuerwehr oder des Rettungsdienstes in Hamburg beginnt
mit der Abfrage durch den *Calltaker* in der Rettungsleitstelle (*RLS*). Eine
schwierige Aufgabe stellt die Abschätzung eines möglichen Konflikteinsatzes
durch den *Calltaker* in der *RLS* dar. Nach den Erkenntnissen dieser Studie, sollten die *Calltaker* der Feuerwehr Hamburg in der Gesamtauswertung durch das
standardisierte medizinische Abfrageprotokoll (*SMAP*) besonders darauf ach-
ten, dass gerade bei Einsätzen am Wochenende in der Nacht von Samstag auf
Sonntag und an einem Donnerstagabend zwischen 18:00 Uhr und 23:00 Uhr,
wenn es sich um männliche Patienten zwischen 20 bis 39 Jahren handelt, mit
einer Alkohol- oder Drogenintoxikation, soweit dieses schon während der Abfrage bekannt ist, eine mögliche Gefahr oder eine Konfliktsituation für die Rettungskräfte darstellen könnte. Möglichst früh sollte hier der Einsatz der Polizei
zur Absicherung der Rettungskräfte in Erwägung gezogen werden. In der Studie von Schmidt (2012, S. 26) gaben 53 Prozent der befragten Rettungskräfte
an, *„dass es Einsatzorte gibt, an denen sie nur unter Polizeischutz eingesetzt
werden wollen"*, da es an solchen Einsatzstellen im Vergleich zu anderen Orten

immer häufiger zu Komplikationen und Auseinandersetzungen mit Personen kommt. Nicht außer Acht zu lassen sind häufige Alarmierungsstichwörter wie „*Hilope,* vermutlich *C²-Intox*" oder „Zustand nach *KV*" mit dem die Rettungskräfte zu möglichen Risikoeinsätzen durch die *RLS* alarmiert werden. Auch Einsätze durch Konfliktlagen wie häusliche Gewalt, Schlägereien (im Privatbereich oder während einer öffentlichen Veranstaltung), Auseinandersetzungen mit Messer-, Stich- und Schusswaffen, oder der Einsatz bei vorher bekannten psychiatrischen Notfällen, kann für die Rettungskräfte gefährlich sein. Diese Informationsgewinnung durch den *Calltaker* ist bereits von prioritärer Bedeutung. Nur so können mögliche Konflikteinsätze von Anfang an richtig eingeschätzt werden. Nach Möglichkeit ist diese Information direkt auf der *Alarmdepeche/ DME* zu vermerken, um das eigene Verhalten danach auszurichten und entsprechende Einsatzabsprachen im Team schon auf der Anfahrt geklärt werden können (Friedrich, 2006; S. 30).

7.2 Ausweitung der Lernfelder Kommunikation und Umgang mit Konfliktsituationen in der Aus- und Fortbildung von Rettungskräften

„Jeder kann wütend werden, das ist einfach.
Aber wütend auf den Richtigen zu sein, im richtigen Maß, zur richtigen Zeit,
zum richtigen Zweck und auf die richtige Art, das ist schwer."
(Aristoteles)

Die richtige Bewertung und der richtige Umgang mit einer Konfliktsituation sollte ein fester Bestandteil eines *Lernfeldkonzeptes* in der Notfallsanitäterausbildung werden. Auch die Fortbildung für bereits ausgebildete Rettungskräfte sollte überdacht werden. Schmidt (2012; S. 21) kam in ihrer Studie zu dem Ergebnis, dass 55 Prozent der befragten Rettungskräfte durch ihre bisherige Ausbildung nicht gut auf mögliche Konfliktsituationen vorbereitet wurden. So stellt eine regelmäßige und engmaschige Fort- und Weiterbildung der Hamburger Rettungskräfte eine wichtige Maßnahme der Prävention da. Vorausgesetzt wird eine hohe soziale Kompetenz mit einem geduldigen und verbalen Konfliktmanagement um eine solche Situationen zu entschärfen. In den *Lernfeldkonzepten wie der* *„Umgang mit Konfliktsituationen"* oder die *„Kommunikation mit Patienten/ Personen"* an Einsatzstellen, könnte auch eine Zusammenarbeit mit der Polizei Hamburg angedacht werden. Hier könnten gemeinsame Standards entwickelt werden um gegenseitig aus den unterschiedlichen Bereichen zu lernen.

7.2.1 Reflektion der Eigenhandlung

Auch die Rettungskräfte selbst können aggressive Übergriffe an Einsatzstellen auslösen. Lenk (2008; S. 18) beschreibt in seiner Arbeit eine Kombination verschiedener Einflussfaktoren, wie zum Beispiel persönliche Probleme oder auch die Arbeitszeiten und frühere negative Erfahrungen mit dem gleichen „Klientel" können Gründe dafür sein, dass die Gewalt durch die Rettungskräfte selbst ausgelöst wird. Schmidt (2012, S. 31) gibt in ihrer Studie durch geführte Experteninterviews an, dass Gründe für eine Eskalation an Einsatzstellen unter Umständen auch durch Unwissenheit der Rettungskräfte ausgelöst werden könnten, da diese möglicherweise einen falschen Kommentar abgeben oder eine Gestik machen, die der Patient oder eine hilflose Person im Rettungs- oder Feuerwehreinsatz niederschlägt und sich dadurch nicht ernst genommen fühlt. Hier sollte, wie schon im Abschnitt 7.2 beschrieben, in der Ausbildung der Rettungskräfte frühzeitig das *Lernfeldkonzept Kommunikation* mit den Patienten und- oder den Angehörigen in den Vordergrund rücken, um die eigene Reflektion zu stärken. Dieses *Lernfeldkonzept* sollte in Verbindung mit einem Deeskalationstraining erfolgen.

7.2.2 Deeskalationstraining

Eine Deeskalation der Rettungskräfte durch positive, beruhigende und ermutigende Kommunikation mit den Patienten oder mit anderen beteiligten Personen in einer drohenden Konfliktsituation oder sich anbahnenden Konfliktlage, spielt eine entscheidende Rolle bei der Konfliktbewältigung an Einsatzstellen. Böhmer

(2011; S. 22) beschreibt die Deeskalation als die schwierigste Aufgabe im Konfliktmanagement. So fand Schmidt (2012, S. 26) in ihrer Studie heraus, dass sich 68 Prozent der befragten Rettungskräfte ein Deeskalationstraining wünschen, 77 Prozent der Befragten gaben an, dass sie eine Fortbildung im Bereich der körperlichen Selbstverteidigung befürworten würden. Durch die *Detac-*Akademie wurde bereits im Jahr 2011 ein neu entwickeltes Modell speziell für die Rettungskräfte vorgestellt. Dort wurde ein Eskalationsmodell, bei dem die Eskalationsstufen in verschiedene Farben eingeteilt sind, entwickelt, welches sich für die Rettungskräfte leicht einzuprägen ist (vgl. Hartmann, 2011; S. 56). Nur wer in der Lage ist, frühzeitig Aggressionen und Gefühlsausbrüche des Gegenübers zu deuten, kann eine kritische oder kritisch werdende Situation, beherrschen. Rettungskräfte sollten stets mit deeskalierenden Maßnahmen in Wort und Tat entgegen wirken, so Schmidt (2012, S. 31).

7.2.3 Selbstverteidigung

Eine körperliche Selbstverteidigung der Rettungskräfte ist zwar nur im äußersten Notfall anzuwenden, sollte aber ein fester Bestandteil in der Aus- und Fortbildung der Rettungskräfte sein. Da die Selbstverteidigung, nachdem bereits alle Versuche einer Deeskalation gescheitert sind, die letzte Möglichkeit darstellt, sich aus der Gefahrenzone zurückzuziehen. Wie im Abschnitt 5.1.4 (Abbildung 5) deutlich wurde, finden etwa 30 bis 40 Prozent der Übergriffe von aggressiven Personen statt, die unter Alkohol- und oder Drogeneinfluss stehen oder sich in einem psychischen Ausnahmezustand befinden. Diese Übergriffe, so Wilhelm (2008; S. 79) stellten sich als besonders gefährlich heraus. Rettungskräfte sollten dem Aggressor daher immer entschlossen entgegnen, um sich so viel Raum zu verschaffen, dass ein gemeinsamer Rückzug der Rettungskräfte möglich ist. Diese Selbstverteidigungstechniken sollten durch dafür speziell geschultes Fachpersonal in Kursen genauso angeboten werden, wie das Deeskalations-training für die Rettungskräfte, hier gilt München als ein positives Beispiel. In München wurde 2004 in Zusammenarbeit eines Rettungsassistenten und eines Kampfkunstmeisters ein Zentrum für Deeskalation im Rettungsdienst mit den Schwerpunkten der Deeskalation und der Selbstverteidigung speziell für Rettungskräfte gegründet (vgl. Rettungsdienst, 2012).

8 Diskussion

Zur besseren Übersicht wird die Diskussion in zwei Abschnitte unterteilt. Der erste Abschnitt befasst sich mit der Dokumentation und der Ablaufoptimierung nach aggressiven Übergriffen auf Rettungskräfte, zudem wird ein Ausblick zu ähnlichen Systemen beschrieben. Im zweiten Abschnitt wird ein Reassessment und eine Erweiterung der Betriebsanweisung gegeben.

8.1 Dokumentation und Ablaufoptimierung

Die Dokumentation von Übergriffen auf Rettungskräfte stellt eine wichtige Maßnahme der Prävention dar. Wie schon im Abschnitt 6.2 beschrieben, wurden die Meldebögen vermutlich durch den schwierigen Meldeweg oft nicht ausgefüllt. In einigen Fällen waren die Meldebögen nur unvollständig ausgefüllt. Die Dokumentation wurde seit 2010 zwar kontinuierlich geführt aber nur selten wurde in die Übergriffsanalyse der Tattag oder die Uhrzeit mit aufgeführt. Zu diskutieren gilt, ob die Meldebögen zukünftig digitalisiert werden um eine Vereinfachung des Ablaufes darzustellen. Beispielsweise könnte man bei der Übertragung von den *RD*-Protokollen ins Berichtssystem, eine weitere Zusatzleiste wie „besondere Vorkommnisse" oder direkt einen Button „Übergriff" einfügen, der dann die Hinterlegung des Meldebogens optional beinhaltet, um hier eine aussagekräftige Dokumentation für die Zukunft zu erlangen. Eine Orientierung bietet das Projekt VIRSEM auf der Internetplattform (*www.virsem.de*) der Ernst-Moritz-Universität Greifswald. Das Projekt bietet den Austausch von Erfahrungsberichten der Helfer, die Opfer von Gewalt wurden. Ziel von VIRSEM ist die Entwicklung von Strategien zur Prävention im gesamten Bereich der Akut- und Notfallmedizin (vgl. Plappert, 2011; S. 27).

Ein weiterer wichtiger Aspekt liegt in der versicherungsrechtlichen Dokumentation nach einem Übergriff für einen Arbeits- oder Dienstunfall (vgl. Blättler 2013; S. 9).

8.2 Reassessment und Erweiterung der Betriebsanweisung

Mit dem *Reassessment* der Betriebsanweisung (Anhang E) ist eine ständige und fortlaufende Neubewertung durch Erkenntnisse aus Einsätzen, in denen aggressive Übergriffe auf die Rettungskräfte stattgefunden haben, gemeint. Im dritten Abschnitt der Betriebsanweisung finden die Mitarbeiter einige Punkte zu Schutzmaßnahmen und Verhaltensregeln. Diese könnten durch ein *Reassessment* fortlaufend erweitert werden. An dieser Stelle ist anzumerken, dass die bisher im *RD*-Rucksack verstauten Mobilfunkgeräte (Handy) wohl während eines körperlichen Übergriffes auf die Rettungskräfte keine schnelle Hilfe leisten, da die Mobilfunkgeräte erst aus dem *RD*-Rucksack entnommen werden und eingeschaltet werden müssen. Diese Zeit haben die in Bedrängnis geratenen Rettungskräfte nicht. Ein Erweiterungsvorschlag ist die regelhafte Mitnahme des Handsprechfunkgerätes (*HRT*) an die Einsatzstelle. Bei einem aggressiven Übergriff, gerade wenn sich die Rettungskräfte in einer Situation befinden, wo ein zurückziehen aussichtslos erscheint, kann durch das Tasten des *Status „5"* oder im äußersten Notfall bei einem Übergriff mit Waffen oder anderen Gegenständen gegen die Rettungskräfte, der *Status „0"* getastet werden, um eine alarmierende Rückmeldung möglicherweise anhand des verschlüsselten Alarmierungsstichwortes zu entsenden. Eine weitere Anregung könnte die Freischaltung der roten Notruftaste oberhalb des Handsprech-funkgerätes (Abbildung 12) durch das *Referat F035 Digitalfunk* darstellen, um einen direkten Notruf an die *RLS* zu übersenden. Dadurch soll ermöglicht werden, dass Polizeikräfte, aber auch Kollegen die sich gegebenenfalls in unmittelbarer Umgebung befinden, schnell zur Hilfe eilen können. Voraussetzung hierfür ist, das *HRT* schon während der Anfahrt zu einer möglichen Konfliktlage vom *DMO*-Modus in den *TMO*-Modus zu schalten.

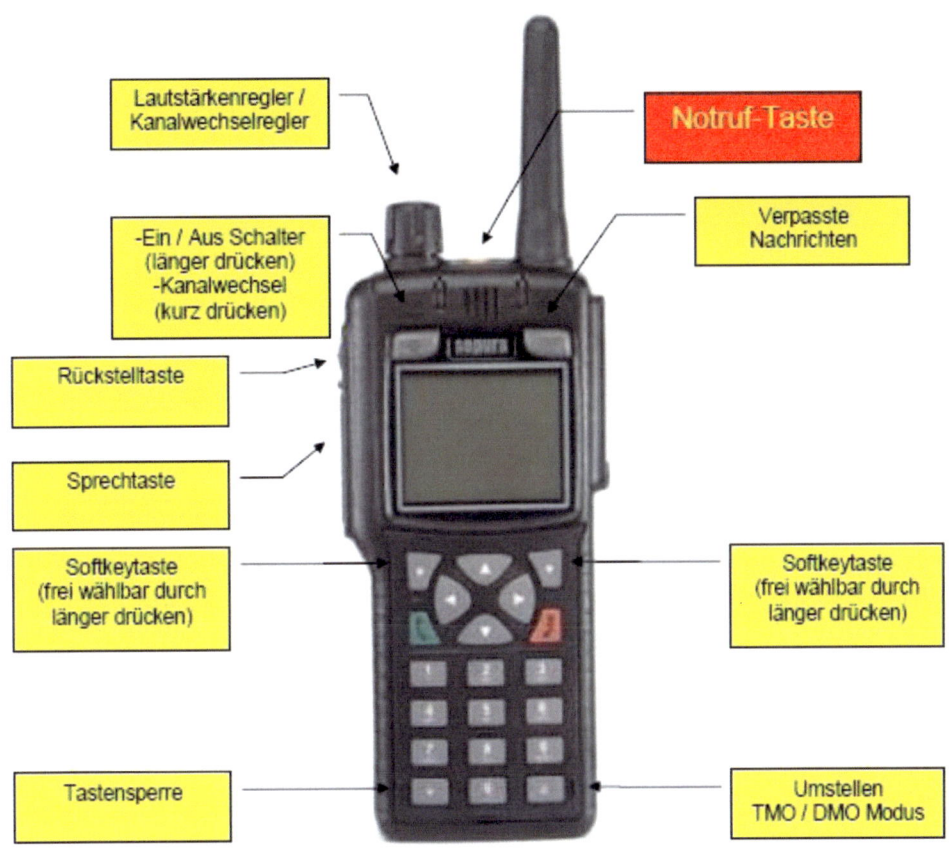

Lautstärkenregler /
Kanalwechselregler

Notruf-Taste

-Ein / Aus Schalter
(länger drücken)
-Kanalwechsel
(kurz drücken)

Verpasste
Nachrichten

Rückstelltaste

Sprechtaste

Softkeytaste
(frei wählbar durch
länger drücken)

Softkeytaste
(frei wählbar durch
länger drücken)

Tastensperre

Umstellen
TMO / DMO Modus

Abbildung 12: Handsprechfunkgerät (HRT STP3038 von SEPURA)

9 Fazit

Im Fokus dieser Arbeit stand zum einen die Analyse, aber auch der Umgang mit Gewalt gegen die Rettungskräfte der Feuerwehr Hamburg. Hier galt es herauszufinden, ob die Übergriffe identische Ergebnisse zu anderen Studien in diesem Themenfeld belegen. Als Ergebnis zeigte sich, dass beim Vergleich der beiden Studien von Auer (2009) und Schmidt (2012) sich auch in Hamburg in den meisten Kategorien identische Tätermerkmale feststellen ließen. Es gab lediglich eine leichte Abweichung zu der Studie von Auer (2009) bezüglich der Wochentage an denen Übergriffe stattgefunden haben. Wiederrum konnte belegt werden, dass auch in Hamburg die Tatzeit in den Abendstunden ein Maximum erreicht. Interessant war auch, dass ein Ausfüllen der Meldebögen zumeist nur dann erfolgte, wenn eine körperliche Interaktion gegen den Mitarbeiter stattfand. Im weiteren Fokus dieser Arbeit standen die Maßnahmen mit dem Umgang von Gewalt gegen Hamburger Rettungskräfte, die unter Berücksichtigung der Ergebnisse erfolgten. Hierbei stellte sich heraus, dass schon die Mitarbeiter/ -innen der *RLS* für mögliche Konflikteinsätze zu sensibilisieren sind. Den Mitarbeiter/ -innen sollte klar sein, dass durch ihr agieren, beziehungsweise durch Äußerungen gegenüber gewaltbereiten Personen die Situation schnell zur Eskalation gebracht werden kann. Unabdingbar ist daher eine gezielte Aus- und Fortbildung im Bereich der Kommunikation und der Eigensicherung bei Konflikt- und Risikoeinsätzen. Sowohl die Deeskalation als auch die Selbstverteidigung können nachhaltig nur wirksam werden, wenn diese bereits feste Bestandteile in der Ausbildung zum Notfallsanitäter werden. Nur so lassen sich aggressive Übergriffe erfolgreich bewältigen. Bei der Literaturrecherche stellte sich heraus, dass bei der Gewalt gegen die Rettungskräfte während der Ausübung ihres Berufes ein komplexes Themengebiet vorliegt, worauf in nachfolgenden Untersuchungen in diesem Bereich noch näher eingegangen werden sollte. Aufbauend auf diese Bachelorarbeit wäre eine weitere mögliche Studie in Form einer direkten Befragung aller Mitarbeiter/ -innen des Einsatzdienstes der Feuerwehr Hamburg aber auch eine Befragung der Mitarbeiter/ -innen der *Hilfsorganisationen* die im Rettungsdienst der Stadt Hamburg mit eingebunden sind, durchzuführen. Durch den Wandel der Gesellschaft wird die Gewalt gegen Rettungskräfte möglicherweise weiter ansteigen.

10 Quellenverzeichnis

AGBF Bund-Arbeitskreis Rettungsdienst (2013): Prävention und Umgang mit Gewalt. Ziele für den Arbeitsschutz und die Ausbildung.

Auer, A. (2009): Aggressive Übergriffe auf Rettungsdienstmitarbeiter. Daten, Vergleiche, Erfassungsmöglichkeiten. Saarbrücken, VDM Verlag.

Bengel, J. (1997): Psychologie in der Notfallmedizin und Rettungsdienst. Berlin. Springer.

Blättler, Th. (2013): Gewalt im Rettungsdienst. Lebensretter in Bedrängnis. In Faktor Arbeitsschutz: Zeitschrift für Fach- und Führungskräfte. Ausgabe 3, 2013. Deutsche Gesetzliche Unfallversicherung (DGUV). Haefner-Verlag GmbH: Seite 9.

Böhmer, D. (2011): Deeskalation im Einsatz. Über den Umgang mit Konfliktsituationen. In RETTUNGSDIENST: 8- Zeitschrift für Präklinische Notfallmedizin Jahrgang 34.Edewecht: Verlagsgesellschaft Stumpf & Kossendey mbH. Seite 22.

Christian (1998): Hilfsfristen für Feuerwehr und Rettungsdienst, Studienarbeit BUGH Wuppertal. Regelungen der Länder in Pannier. Aufgerufen am 11.08.2014 um 10:54 Uhr auf http://www.feuerwehr.de/faq/hilfsfrist.php

Feuerwehr Hamburg (2009): Dienstanweisung 04-7. Meldebogen Übergriffe/ Gewalt gegen Mitarbeiter während des Dienstes. Vorbeugender Brand- und Gefahrenschutz. Sicherheitsmanagement. Freie und Hansestadt Hamburg. Behörde für Inneres und Sport. Seite 14.

Feuerwehrakademie Hamburg (2011): Grundlagen Rettungsdienst. Rettungsdienst. Freie und Hansestadt Hamburg. Behörde für Inneres und Sport. PPT Seite 14.

Feuerwehrakademie Hamburg (2011): Grundlagen Rettungsdienst. Standortübersicht der Feuer- und Rettungswachen in Hamburg mit Gebietsabdeckung. Freie und Hansestadt Hamburg. Behörde für Inneres und Sport. PPT Seite 16.

Feuerwehr Hamburg (2011): Dienstanweisung 02-02. Dienst an Einsatzstellen. Besondere Weisungen. Teil 20. Gewalt / Übergriffe Dritter gegen Mitarbeiter /-innen. Freie und Hansestadt Hamburg. Behörde für Inneres und Sport.

Feuerwehr Hamburg (2011): Jahresbericht. Freie und Hansestadt Hamburg. Behörde für Inneres und Sport. Seite 17.

Feuerwehr Hamburg (2012): Jahresbericht. Freie und Hansestadt Hamburg. Behörde für Inneres und Sport. Seite 17.

Feuerwehr Hamburg (2013): Jahresbericht. Freie und Hansestadt Hamburg. Behörde für Inneres und Sport. Seite 6 u. 13.

Feuerwehr Hamburg, FL/S 41 (2013): Übergriffsanalysen 2009-2013. Sicherheitsmanagement Feuerwehr. Freie und Hansestadt Hamburg. Behörde für Inneres und Sport.

Feuerwehr Hamburg, FL/S 41 (2014): Betriebsanweisung-Gewalt gegen Angehörige der Feuerwehr. Sicherheitsmanagement Feuerwehr. Freie und Hansestadt Hamburg. Behörde für Inneres und Sport.

Feuerwehr Hamburg (2014): Innenbehörde und Aufgaben. Freie und Hansestadt Hamburg. Behörde für Inneres und Sport. Aufgerufen am 22.08.2014 um 22:23 Uhr auf http://www.hamburg.de/innenbehoerde/behoerdenaufbau/102128/innenbehoerde-aufbau/

Forplan (2014): Schutzziel der AGBF Bund. Aufgerufen am 22.08.2014 um 17:21 Uhr auf http://www.forplan.de/agbf-schutzziel.html

Friedrich, H. (Hrsg.) (2006): Eigensicherung im Rettungsdienst. Situationsgerechtes Verhalten in Konflikt- und Gefahrenlagen. Edewecht, S+K Stumpf &Kossendey mbH. Seite 30.

Hamburgisches Rettungsdienstgesetz (1992): Vierter Teil. Notfallrettung und Krankentransport mit Luft- und Wasserfahrzeugen. Aufgerufen am 11.08.2014 um 10:29 Uhr auf https://www.umwelt-online.de/recht/anlasi/sicher/hh/rettg_ges.htm

Hartmann, A. (2011): Selbstverteidigung mit Köpfchen. In Rettungs-Magazin. Januar/ Februar 2011. Ebnerverlag GmbH & Co.KG. Seite 56

Heinemann, W. (2011): Behinderungen und Angriffe bei Rettungseinsätzen. Zusammenfassung der Befragung von Mitarbeiterinnen und Mitarbeitern des Malteser Hilfsdienst e.V. aus den Bezirken Aachen, Bonn, Ruhrgebiet und Westfalen-Lippe. In: Sonder-Info-Post-NRW (2011), Nr.01.

Lenk, M (2008): Aggressionsverhalten gegenüber Mitarbeitern der Notfallrettung. Bachelorarbeit der Hochschule Neubrandenburg. Aufgerufen am 26.08.2014 auf um 18:00 Uhr http://www.yumpu.com/de/document/view/7402517/bachelor hochschule-neubrandenburg. Seite 18.

Plappert, T. (2011): VIRSEM: Ein neuer Weg in der Erfassung von Gewalt in der Notfallmedizin. In RETTUNGSDIENST: 8- Zeitschrift für Präklinische Notfallmedizin Jahrgang 34. Edewecht. Verlagsgesellschaft Stumpf & Kossendey mbH. Seite 26.

Rettungsdienst (2012): Gewalt gegen den Retter. Aufgerufen am 25.08.2014 um 23:33 auf http://www.rettungsdienst.de/magazin/gewalt-gegen-den-retter-5522

Richter, D. (2007): Patientenübergriffe- Psychische Folgen für Mitarbeiter. Theorie, Empirie, Prävention. 1. Auflage 2007. Psychiatrie-Verlag, Bonn 2007. Aufgerufen am 01.09.2014 um 23:23 Uhr auf http://www.gesundheitsdienstportal.de/files/Patientenuebergriffe_Psychis che-Folgen-fuer-Mitarbeiter.pdf. Seite 79.

Schmidt, J. (2012): Gewalt gegen Rettungskräfte. Bestandsaufnahme zur Gewalt gegen Rettungskräfte in Nordrhein- Westfalen. Abschlussbericht. Ruhr Universität Bochum. Juristische Fakultät.

Strafgesetzbuch (2013): § 185 StGB Beleidigung. 51 Auflage. Beck im dtv.

Strafgesetzbuch (2013): § 223 StGB Körperverletzung. 51 Auflage. Beck im dtv.

Strafgesetzbuch (2013): § 113 StGB Widerstand gegen Vollstreckungsbeamte. 51 Auflage. Beck im dtv.

Strafgesetzbuch (2013): § 114 StGB Widerstand gegen Personen, die Vollstreckungsbeamten gleichstehen. 51 Auflage. Beck im dtv.

Strategiepapier (2012): Strategiepapier 2010 der Feuerwehr Hamburg. FORPLAN Forschungs- und Planungsgesellschaft für Rettungswesen, Brand- und Katastrophenschutz m.b.H. Seite 731.

Universität Wien (2014): Definition Konflikt. Aufgerufen am 20.06.2014 um 08:30 Uhr auf http://konfliktberatung.univie.ac.at/grundlagen-ueber-konflikte/definition-von-konflikten/

Wilhelm, M. (2008): Gewalt gegen Lebensretter. Wie kann der Rettungsdienst gegensteuern? In RETTUNGSDIENST. 5- Zeitschrift für Präklinische Notfallmedizin. Jahrgang 31. Edewecht: Verlagsgesellschaft Stumpf & Kossendey mbH. Seite 79.

Anhang

Auszug aus Presseberichten zur Gewalt gegen Rettungskräfte

23-Jähriger sticht Sanitäter mit Messer ins Gesicht
Zeitungsartikel vom 31.08.2014

http://www.suedkurier.de/region/schwarzwald-baar heu-berg/moenchweiler/Moenchweiler-23-Jaehriger-sticht-Sanitaeter-mit-Messer-ins-Gesicht;art372526,7208594

Rettungskräfte brauchen Schutz
Internetartikel-Die Welt vom 27.04.2014

http://www.welt.de/print/wams/article127344435/Rettungskraefte-brauchen-Schutz.html

Rettungskräfte in Bedrängnis
TV-Sendung vom Mai 2013

http://www.ndr.de/regional/hamburg/rettungskraefte105.html

Immer mehr Gewalt gegen Einsatzkräfte
Internetartikel vom März 2013

http://www.mainpost.de/regional/franken/Immer-mehr-Gewalt-gegen-Einsatzkraefte;art1727,6414630

Betrunkener (39) geht auf Rettungssanitäter los
Mopo- Bericht vom 10.02.2013

http://www.mopo.de/polizei/hauptbahnhof-betrunkener--39--geht-auf-rettungssanitaeter-los,7730198,21848518.html

Anwohner attackieren Feuerwehr
Mopo- Bericht vom 13.01.2013

http://www.mopo.de/polizei/barmbek-anwohner-attackieren-feuerwehr,7730198,21798188.html

Feuerwehrleute werden immer öfters Opfer von Gewalt

NDR- Beitrag im Hamburg Journal vom 09.11.2012

http://www.ndr.de/regional/hamburg/rettungskraefte105.html

Sanitäter fordern Selbstverteidigungskurse

TV-Sendung 29.10.2012

http://www.ndr.de/regional/hamburg/rettungskraefte103.html

Übergriffe auf Feuerwehrleute

Zeitschriftschriftenartikel vom April 2012

In Feuerwehr. Retten. Löschen. Bergen. Huss-Medien GmbH. Berlin

Schutzwesten und Pfefferspray

Internetartikel von 2011

http://www.rettungsdienst.de/magazin/schutzwesten-und-pfefferspray
retter-rusten-auf-25056

Immer mehr Hass-Angriffe auf Beamte

Mopo-Artikel vom 02.02.2011

http://www.mopo.de/hamburg/panorama/ immer-mehr-hass-angriffe-auf-
beamte/-/505066546,5066546.html

Anhang

Dienstanweisung 04-7 Anhang 3: Meldebogen Übergriffe/ Gewalt gegen Mitarbeiter während des Dienstes

Meldebogen Übergriffe/ Gewalt gegen Mitarbeiter während des Dienstes bei Gewalt gegen Personen der Feuerwehr stellt FL als Dienstvorgesetzter Strafantrag; Sind Sie selbst in ihrer Person betroffen, können sie auch persönlich Strafantrag stellen

Ort des Geschehens: _____ Datum _____ Uhrzeit _____

Name der oder des Betroffenen _____ Dienststelle _____

Geburtsdatum des Betroffenen _____

Übergriffskategorie (nur die höchste ist zu benennen)

Beschimpfung/Beleidigung ☐

Bedrohung mittels Worten oder Gesten ☐

Bedrohung mittels Gegenständen (außer Waffen) ☐

Bedrohung mittels Waffen ☐

Gewalt gegen Sachen (Sachbeschädigung, Einbruch, Diebstahl siehe **DA 04-7, Anhang 2**) ☐

Körperliche Gewalt gegen Personen ☐

Körperliche Gewalt gegen Personen mit Gegenständen (außer Waffen) ☐

Körperliche Gewalt gegen Personen mit Waffe ☐

Körperverletzung   Ja ☐   Nein ☐

Wenn **Ja**, welcher Art:

_____

Name und Anschrift des/der Tatverdächti-gen:_____

_____

_____

War die Polizei an der Einsatzstelle?   Ja ☐   Nein ☐

Wenn **Ja**, Aktenzeichen der Polizei:_____

Waren Sie allein, als der Vorfall passierte   Ja ☐   Nein ☐

Wenn **Nein**, Name, Dienststelle, Adresse des/der Zeugen, Telefonnummer von Zeugen:
_____

_____

_____

Schilderung des Vorfalls (ggf. gesondertes Blatt verwenden):_____

_____

_____

Ist Ihnen diese Art von Übergriff schon öfter passiert?   Ja ☐   Nein
☐

Gab es bestimmte Umstände, die zu diesem Vorfall führten?   Ja ☐   Nein
☐
Wenn **Ja**, welche Umstände:_____

Erfolgte nach dem Übergriff eine Beratung oder Unterstützung?

                                          Ja ☐ Nein ☐ Nicht
erforderlich ☐

Wenn **Ja**, von wem und in welcher
Form:_____

Waren noch weitere Personen betroffen?   Ja ☐   Nein
☐
Wenn **Ja**, Name, Adresse, evtl. Dienststelle:_____

Welche Maßnahmen könnten solche Vorfälle vermeiden?
_____
_____
_____
_____

_____
Dienststelle, Datum, Name,   Unterschrift

Verteiler:

☐ **Einsatzdienst**

1 Ausfertigung	an F023 über WF und WAF
1 Ausfertigung	an F0135
1 Ausfertigung	an PR/F
1 Ausfertigung	an FL/S43

☐ **Abteilungsdienst**

1 Ausfertigung	an Abteilungsleitung über Sachgebiets- und Referatsleitung
1 Ausfertigung	an F0135
1 Ausfertigung	an PRF
1 Ausfertigung	an FL/S43

☐ **Freiwillige Feuerwehren**

1 Ausfertigung	an LBM über BERF und WF
1 Ausfertigung	an F0135
1 Ausfertigung	an PRF
1 Ausfertigung	an FL/S43

Anhang

Betriebsanweisung-Gewalt gegen Angehörige der Feuerwehr

Datum: 09.06.2014

Betriebsanweisung
Gewalt gegen Angehörige der Feuerwehr

Sicherheitsmanagement Feuerwehr

1. Anwendungsbereich

Verhalten von Angehörigen der Feuerwehr (Mitarbeiter) im Brandschutz- und Rettungsdienst zum Schutz vor entgegengebrachter verbaler und körperlicher Gewalt an Einsatzstellen.

2. Gefahren für Mensch und Umwelt

- Gefahren für Angehörige der Feuerwehr nach der Entstehung konfliktreicher Situationen an der Einsatzstelle durch verbale und körperliche Gewalt.
- Verletzungsgefahr durch z.B. Schläge, Tritte und Bisse von gewaltbereiten Angreifern.
- Verletzungsgefahr durch den Gebrauch v. Waffen u. Gegenständen von gewaltbereiten Angreifern.
- Infektionsgefahr durch Blut und Körperflüssigkeiten von infektiösen Angreifern.
- Gesundheitsgefahr durch psychische Folgen nach Auseinandersetzungen mit gewaltbereiten Angreifern (z.B. Alpträume und Angstzustände bis hin zum Vollbild einer posttraumatischen Belastungsstörung sind möglich).

3. Schutzmaßnahmen und Verhaltensregeln

Verhaltensregeln:

- DA 02-2 und DA 04-7 beachten (Verhaltens- und Einsatzgrundsätze).
- Geeignete PSA: Z.B. bei Patientenkontakt Einmalhandschuhe, geschlossene saubere Arbeitskleidung und Schutzschuhe tragen.
- Konflikte vermeiden und eine aggressionsarme Atmosphäre schaffen.
- Deeskalierend wirken.
- Gestik und Mimik, provozierende Körpersprache und Handlungen vermeiden.
- Aufbau einer kommunikativen Beziehung durch ein nicht- wertendes und nicht- kritisierendes Vorgehen. Dabei Verständnis zeigen (z.B. als Botschaft: „Ich verstehe das natürlich").
- Ruhige klare Ansprache, eindeutige Aussagen, Vermeidung komplizierter Formulierungen.
- Nicht Gewalt mit Gewalt begegnen.
- Wenn möglich zurückziehen.
- Bei Bedarf Polizei nachfordern.
- Kommt es zu einem körperlichen Angriff, diesen wenn möglich unter Beachtung der Verhältnismäßigkeit abwehren (es gelten die Bestimmungen des Strafgesetzbuches unter besonderer Berücksichtigung der §§ 32 ff StGB Notwehr/ Notstand).

Vorbeugende Maßnahmen:

- Personal unterweisen (Themenbeispiele):
  - Vorbereitung auf konfliktreiche Situationen und das richtige Verhalten (z.B. Konflikt- und Deeskalationsmanagement).
  - Zulässige Maßnahmen bei Übergriffen (Notwehr).
  - Drogen, Suchtmittel und deren Wirkungen.
  - Kulturelle, religiöse und migrationsspezifische Besonderheiten.
  - Interventionstechniken bzw. körperliche Abwehrtechniken nutzen.
  - Dokumentation.

4. Einsatznachbereitung

- Im Gespräch mit dem Vorgesetzten weitere Maßnahmen besprechen und ggf. veranlassen.
- Nach Einsätzen mit besonderen hohen psychischen Belastungen die Möglichkeit der Einsatznachbereitung nutzen.

<u>Folgende Dienste können angesprochen werden:</u>

- Die Feuerwehrseelsorge/ Leitung Notfallseelsorge kann über die Leitstelle verständigt werden.
- Der Sozialtherapeutische Dienst kann beraten.

5. Erste Hilfe   Notruf: 112

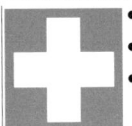

- Selbstschutz beachten.
- Bei Verletzungen soweit möglich Erste Hilfe leisten, ggf. Kräfte nachfordern.
- Nach Augenkontakt mit z.B. Blut und Körperflüssigkeiten sind die Augen mit sauberem Wasser oder Augenspüllösung ausreichend zu spülen.
- Unfallort absichern und Hilfskräfte einweisen.
  Vorgesetzte informieren und Unfallmeldung gem. DA 04-10 Ziff. 7 bearbeiten.

6. Meldeweg

- Der Meldebogen <u>Übergriffe/ Gewalt gegen Mitarbeiter während des Dienstes</u> ist im Intranet unter Sicherheitsmanagement/ Vordrucke/ Vordrucke Security/ Anhang 3 abzurufen, auszufüllen und auf dem Dienstweg zu versenden.